Peikert

**Kopfschmerzen verstehen
und erfolgreich behandeln**

Dr. med. Andreas Peikert

Kopfschmerzen verstehen und erfolgreich behandeln

Schmerzen bewältigen mit und ohne Medikamente:

Wie Sie Migräne, chronische Kopfschmerzen
und Neuralgien in den Griff bekommen

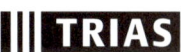

Anschrift des Autors:
Dr. med. Andreas Peikert
Städtisches Klinikum
München-Harlaching
Sanatoriumsplatz 2
81545 München

Umschlaggestaltung:
Cyclus · D+P Loenicker, Stuttgart

Lektorat:
Susanne Warmuth

Die Deutsche Bibliothek –
CIP Einheitsaufnahme
Peikert, Andreas:
Kopfschmerzen verstehen und erfolgreich
behandeln : Schmerzen bewältigen mit und
ohne Medikamente ; wie Sie Migräne,
chronischen Kopfschmerzen und Neuralgien
begegnen / Andreas Peikert. – Stuttgart :
TRIAS, 1997
    Früher u.d.T.: Peikert, Andreas:
    Kopfschmerzen

Wichtiger Hinweis:
Wie jede Wissenschaft ist die Medizin ständigen Entwicklungen unterworfen. Forschung und klinische Erfahrung erweitern unsere Erkenntnisse, insbesondere was Behandlung und medikamentöse Therapie anbelangt. Soweit in diesem Werk eine Dosierung oder eine Applikation erwähnt wird, darf der Leser zwar darauf vertrauen, daß Autoren, Herausgeber und Verlag große Sorgfalt darauf verwandt haben, daß diese Angabe **dem Wissensstand bei Fertigstellung des Werkes** entspricht. Für Angaben über Dosierungsanweisungen und Applikationsformen kann vom Verlag jedoch keine Gewähr übernommen werden. **Jeder Benutzer ist angehalten,** durch sorgfältige Prüfung der Beipackzettel der verwendeten Präparate und gegebenenfalls nach Konsultation eines Spezialisten festzustellen, ob die dort gegebene Empfehlung für Dosierungen oder die Beachtung von Kontraindikationen gegenüber der Angabe in diesem Buch abweicht. Eine solche Prüfung ist besonders wichtig bei selten verwendeten Präparaten oder solchen, die neu auf den Markt gebracht worden sind. **Jede Dosierung oder Applikation erfolgt auf eigene Gefahr des Benutzers.** Autoren und Verlag appellieren an jeden Benutzer, ihm etwa auffallende Ungenauigkeiten dem Verlag mitzuteilen.

Gedruckt auf chlorfrei gebleichtem Papier

© 1997 Georg Thieme Verlag
Rüdigerstraße 14, D-70469 Stuttgart
Printed in Germany
Satz: Fotosatz H. Buck, Kumhausen
Druck: Parzeller, Fulda

ISBN 3-89373-402-3   1 2 3 4 5 6

Zu diesem Buch   9

● **Ich habe Kopfschmerzen – was bedeutet das?**   10

Welche Informationen sind für die Diagnose wichtig?   11

Checkliste zur Selbstbeurteilung   15

Wann muß ich einen Arzt aufsuchen?   18

Welcher Arzt ist der richtige?   19

Welche Untersuchungen sind notwendig?   20

● **Migräne**   26

Die verschiedenen Erscheinungsformen der Migräne   26

Welche Menschen bekommen Migräne?   33

Wie können Migräneanfälle ausgelöst werden?   35

Was wissen wir über die Entstehung der Migräne?   38

Wie wird eine Migräneattacke behandelt?   44

Was können Sie selber zur Vorbeugung tun?   54

Vorbeugung mit Medikamenten   56

● **Kopfschmerz vom Spannungstyp**   64

Die verschiedenen Erscheinungsformen
des Spannungskopfschmerzes   64

Wer bekommt Kopfschmerzen vom Spannungstyp?   67

Wie entsteht ein Kopfschmerz vom Spannungstyp?   68

Was können Sie zur Behandlung
von Spannungskopfschmerz selber tun?   70

Welche Medikamente kommen bei
Spannungskopfschmerz in Frage?   73

● Cluster-Kopfschmerz und verwandte Kopfschmerzformen 77

Wie äußert sich der Cluster-Kopfschmerz? 77

Welche anderen Erkrankungen müssen ausgeschlossen werden? 78

Wie verläuft der Cluster-Kopfschmerz? 79

Was wissen wir über die Entstehung von Cluster-Kopfschmerzen? 80

Wie wird die Cluster-Attacke behandelt? 81

Maßnahmen zur Vorbeugung 83

Die chronisch paroxysmale Hemikranie 85

● Andere Kopfschmerzformen ohne nachweisbare Grunderkrankung 87

Idiopathischer stechender Kopfschmerz 87

Kopfschmerz durch äußeren Druck 87

Kältekopfschmerz 88

Hustenkopfschmerz 88

Anstrengungskopfschmerz 89

Kopfschmerzen bei sexueller Betätigung 89

● Kopfschmerz nach Schädeltrauma 92

Welche Kopfschmerzen können nach Schädeltrauma auftreten? 92

Entstehungsmechanismen 93

Therapiemöglichkeiten 94

● Kopfschmerz bei Gefäßerkrankungen 95

Durchblutungsstörungen und Blutungen im Kopf 95

Erkrankungen der Halsschlagadern 97

Gefäßentzündung – die Arteriitis temporalis 98

Kann Bluthochdruck zu Kopfschmerzen führen? 100

● **Kopfschmerz bei Erkrankungen des Gehirns** 101

Veränderungen des Nervenwasserdrucks 101

Entzündungen 104

Hirntumoren 105

● **Kopfschmerz durch Substanzen oder deren Entzug** 106

Akute Substanzwirkung 106

Chronische Substanzwirkung 109

Entzugskopfschmerz 115

● **Kopfschmerz bei Infektionskrankheiten und Stoffwechselstörungen** 116

● **Schmerzen durch andere Erkrankungen an Kopf und Hals** 118

Hals und Halswirbelsäule 118

Augen, Ohren, Nasennebenhöhlen 125

Zähne und Kauapparat 127

● **Die Trigeminusneuralgie** 129

Erscheinungsbild 130

Entstehung und Verlauf 132

Therapiemöglichkeiten 133

● **Andere Neuralgien und Nervenschmerzen** 137

Gesicht 137

Mund und Rachen 142

Ohr 143

Auge 144

Hals 145

Hinterkopf und Nacken 145

● **Der atypische Gesichtsschmerz**   146

● **Können Kopfschmerzen
psychische Ursachen haben?**   149

● **Kopfschmerzbehandlung ohne Medikamente**   151

    Lokale Maßnahmen zum Selberanwenden   153

    Biofeedback   155

    Entspannungstraining   157

    Verhaltenstherapie   160

    Akupunktur   162

    Elektrische Stimulationsverfahren   163

    Physiotherapeutische Verfahren   164

● **Kopfschmerzen bei Kindern**   167

● **Kopfschmerzen in der Schwangerschaft**   169

    Wie verlaufen Kopfschmerzerkrankungen
in der Schwangerschaft, und welche Formen
kommen neu vor?   169

    Welche Behandlung ist sicher für das Kind?   170

● **Anhang**   171

    Die wichtigsten Medikamente   171

    Häufig verwendete Abkürzungen   176

    Literatur zum Thema Kopfschmerzen   177

    Hilfreiche Adressen   178

● **Sachverzeichnis**   180

Zu diesem Buch

Fast alle Menschen kennen Kopfschmerzen aus eigener Erfahrung. Bei Untersuchungen zur Häufigkeit von Kopfschmerzen erinnert sich nur jeder siebte bis neunte befragte Erwachsene nicht an zumindest eine Kopfschmerzperiode im vorangegangenen Jahr. Neun von zehn Neunjährigen haben bereits Erfahrung mit Kopfschmerzen. **Fast 30 Prozent aller Menschen leiden unter häufiger auftretenden Kopf- oder Gesichtsschmerzen.** Nur jeder fünfte von ihnen sucht ärztliche Hilfe, viele resignieren und greifen auf der Suche nach Erleichterung immer wieder zu Schmerzmitteln und schaffen dadurch ungewollt neue Probleme. Andere wiederum ziehen von einem Spezialisten zum anderen und erfahren viele verschiedene Diagnosen und Behandlungen, jedoch ohne nachhaltigen Erfolg.

Weitaus die meisten Kopf- und Gesichtsschmerzen sind gut behandelbar. Dieses Buch will informieren und Vorurteile ausräumen. Es will Mut machen und dabei helfen, aufgrund der Kenntnisse über das Wesen der Erkrankungen, ihren Verlauf und die verfügbaren Behandlungsmethoden selbständiger zu werden gegenüber der Umwelt, auch gegenüber Ärzten und Therapeuten, und gerade bei chronischen Beschwerden Initiative und Selbstverantwortung für den eigenen Körper zu übernehmen.

In den vier Jahren seit Erscheinen der ersten Auflage hat unser Wissen über die Entstehung und die Behandlung von Kopfschmerzen weiter zugenommen. Dies betrifft in erster Linie die Migräne: die medizinische Forschung, die Entwicklung neuer Medikamente, genetische und epidemiologische Untersuchungen sowie bildgebende Verfahren haben dazu beigetragen. Das gesteigerte wissenschaftliche Interesse an der Erforschung und Behandlung von Kopfschmerzen brachte jedoch Nutzen auch für Menschen mit anderen Kopfschmerzformen.

Alle Kapitel des Buches sind komplett neu überarbeitet und aktualisiert. Neu eingefügt wurden der Vorschlag für ein Kopfschmerztagebuch und ein Kapitel zum Kopfschmerz bei Kindern. Um weiterhin ein rasches Nachschlagen zu ermöglichen, wurde das ausführliche Stichwortregister beibehalten und erweitert.

Ich habe Kopfschmerzen –
was bedeutet das?

Zeigt der Schmerz eine Erkrankung an, spricht man von sekundären Kopfschmerzen

Von Beobachtungen bei Hirnoperationen weiß man, daß das Gehirngewebe selbst nicht schmerzempfindlich ist. Schmerzfasern versorgen aber Teile der Hirnhäute und der Blutgefäße des Gehirns, außerdem alle übrigen Gewebe an Kopf und Hals, wie zum Beispiel Knochen, Muskeln, Gelenke, Haut und Schleimhäute, Zähne, Ohren und Augen. Werden diese Gewebe geschädigt, etwa durch Verletzung, Entzündung oder Druck, treten Schmerzen auf. Bei diesen symptomatischen oder auch sekundären Kopfschmerzen hat der Schmerz eine Warnfunktion und zeigt an, daß mit dem Körper etwas nicht stimmt.

Ist der Schmerz selbst die Erkrankung, handelt es sich um primäre Kopfschmerzen

Bei den häufigsten Kopfschmerzarten läßt sich aber keine solche Schädigung nachweisen, die genaue Ursache der Schmerzen ist in diesen Fällen meist nicht genau bekannt. Die Beschwerden kehren über Jahre hinweg in gleicher oder ähnlicher Form wieder oder werden zum Dauerkopfschmerz, ohne über die Beeinträchtigung durch den Schmerz hinaus gefährlich zu werden. Es handelt sich um primäre Kopfschmerzen, das heißt, die Kopfschmerzen selbst sind die Erkrankung. Die häufigsten primären Kopfschmerzen sind die Migräne und der Kopfschmerz vom Spannungstyp.

Kopfschmerzerkrankungen beeinträchtigen die Lebensqualität

Primäre Kopfschmerzen sind im Prinzip harmlos. Dennoch handelt es sich um Erkrankungen, die eine erhebliche Auswirkung auf das Leben der Betroffenen haben können. Studien haben gezeigt, daß Migränepatienten ihre Lebensqualität als außerordentlich schlecht einschätzen, deutlich schlechter etwa als Patienten mit hohem Blutdruck oder Diabetiker. Sie fühlen sich nicht nur krank, wenn sie Kopfschmerzen haben, sondern auch eingeschränkt in der Zeit zwischen den Attacken – im Beruf wie im Privatleben.

Voraussetzung für eine erfolgreiche Therapie ist die richtige Diagnose

Doch Kopfschmerzen sind kein unausweichliches Schicksal; durch geeignete Maßnahmen können Sie sie unter Kontrolle bringen und lernen, mit ihnen zu leben. Voraussetzung für eine erfolgreiche Therapie ist allerdings die richtige Diagnose. Diese kann in den allermeisten Fällen ohne Spezialuntersuchungen allein aus dem Verlauf, den Erscheinungsformen und Begleitumständen der Schmerzen gestellt werden. Um so wichtiger ist es, daß Sie Ihre Beschwerden genau wahrnehmen und beschreiben lernen.

Welche Informationen sind für die Diagnose wichtig?

Genaue Beschreibung des Schmerzes

- **Wo ist der Schmerz?** An der Oberfläche oder in der Tiefe? Tritt er immer an derselben Stelle auf? Ist er halbseitig, oder wechselt er den Ort?
- **Wie ist der Schmerzcharakter?** Pochend, pulsierend, drückend, stechend, »wie ein Reifen um den Kopf«, bohrend, blitzartig einschießend? Haben Sie verschiedene Arten von Kopfschmerzen?
- **Wie stark ist der Schmerz?** Leicht, mäßig, stark, unerträglich? Ist Ihr normaler Tagesablauf beeinträchtigt? Wie stark?

Beschreiben Sie Ihren Schmerz mit Ihren eigenen Worten

———————

———————

———————

Begleiterscheinungen

- Kommt es im Zusammenhang mit den Kopfschmerzen zu Sehstörungen, Übelkeit und Erbrechen, Lichtscheu, Lärmüberempfindlichkeit, vorübergehenden Lähmungen, Sprachstörungen, Taubheitsgefühlen am Körper, Schwindel, Ohrgeräuschen, Rötung eines Auges, Nasenlaufen oder Tränenfluß, Veränderungen der Pupille?
- Möchten Sie sich am liebsten zurückziehen, ganz still liegen und niemanden hören oder sehen, oder müssen Sie ständig in Bewegung sein, um die Schmerzen ertragen zu können?
- Haben die Schmerzen Sie im Laufe der Zeit zermürbt, ist es zu schmerzbedingten Schlafstörungen, zu Veränderungen von Antrieb und Lebensfreude oder gar Ihrer gesamten Persönlichkeit gekommen?

Welche Begleiterscheinungen beobachten Sie bei sich?

———————

———————

———————

———————

———————

Zeitlicher Verlauf

Wie ist der Verlauf
bei Ihnen?

- **Wann und in welcher Situation** sind die Kopfschmerzen zum ersten Mal aufgetreten? Nach körperlicher Anstrengung, bei Streß, nach einer Kopfverletzung, nach einem neuen Medikament? Wie alt waren Sie? Sind die Schmerzen gleichgeblieben, oder haben sie sich seitdem verändert?
- **Wie oft** treten sie auf, besonders in letzter Zeit? In welchen Zeitabständen?
- **Wie lange** dauern die Kopfschmerzen? Gab und gibt es kopfschmerzfreie Zeiten?
- **Wie verläuft eine Attacke** genau? Entwickelt sich der Höhepunkt der Schmerzen rasch oder allmählich? Wann treten die Begleiterscheinungen auf? Gibt es Vorboten?

Wichtige Zusatzinformationen

Ist Ihnen sonst noch
etwas aufgefallen?

- Gibt es **Auslöser oder Verstärker** für die Kopfschmerzen, zum Beispiel bestimmte Medikamente oder Nahrungsmittel, Alkoholgenuß, die Regelblutung, körperliche Anstrengung, bestimmte Kopfbewegungen, Streß? Treten die Kopfschmerzen beim Arbeiten am Bildschirm oder beim Lesen auf?
- Was verschafft Ihnen **Linderung**, zum Beispiel Ruhe, Dunkelheit, Auf- und Abgehen, frische Luft, Kaffeegenuß, Entspannung, Massagen?
- Welche **Therapieverfahren bzw. Medikamente** waren bisher hilfreich und welche nicht? Wie lange und in welcher Dosierung wurden die Medikamente eingenommen?
- Gibt es **begleitende Erkrankungen**, zum Beispiel Bluthochdruck, Erkrankungen der Nasennebenhöhlen, Augen oder Zähne, Depressionen?
- Gibt es **Sorgen oder Probleme** persönlicher oder beruflicher Art?
- Sind **Familienmitglieder oder Verwandte** auch von Kopfschmerzen betroffen?
- Wie reagiert Ihre **Umwelt** auf Ihre Kopfschmerzen?
- Welches sind Ihre **Gedanken** vor einer Attacke oder wenn Sie befürchten, daß eine bevorsteht?

Das Kopfschmerztagebuch

Oft ist das Führen eines Kopfschmerztagebuches (Kopf-schmerzkalenders) sinnvoll, um diese Fragen beantworten zu können. Das Tagebuch sollte festhalten, wann genau die Kopf-schmerzen anfangen, welche Vorboten oder Begleitsymptome auftreten, wie stark sie sind, was Sie gegen die Schmerzen tun, wann sie nachlassen und ganz aufhören. Das genaue Auf-schreiben ist ein erster Schritt, aktiv etwas gegen Ihre Be-schwerden zu unternehmen!

Durch die Betrachtung größerer Zeiträume lernen Sie sich und Ihre Kopfschmerzen besser kennen, auch die Wirksam-keit oder Unwirksamkeit Ihrer Therapiemaßnahmen. Außer-dem können Sie auf bisher unbemerkte Zusammenhänge stoßen oder immer vermutete Zusammenhänge als nicht zu-treffend entlarven. Der Kopfschmerzkalender ist darüber hin-aus eine wertvolle Hilfe, den Erfolg einer langfristig angeleg-ten Behandlungsmaßnahme (wie eine Entspannungstechnik oder ein Mittel zur Vorbeugung) zu überprüfen.

Das Kopfschmerz-tagebuch ist der erste Schritt, den Kopfschmerzen aktiv zu begegnen.

Werden Sie zum Experten für Ihre Kopfschmerzen!

Kopfschmerztagebuch von: **Monat/Jahr:**

Tag	Dauer der Kopfschmerzen: Uhrzeit: 1 2 3 4 5 6 7 8 9 10 11 12 13 14 15 16 17 18 19 20 21 22 23	Schmerz-stärke: 1 2 3	Auslöser:	Begleiter-scheinungen:	Therapie:	Wirkung der Therapie: 0 1 2 3
1						
2						
3						
4						
5						
6						
7						
8						
9						
10						
11						
12						
13						
14						
15						
16						
17						
18						
19						
20						
21						
22						
23						
24						
25						
26						
27						
28						
29						
30						
31						

Abbildung 1: Kopfschmerztagebuch.
Verwenden Sie beim Ausfüllen die folgenden Abkürzungen, um die Besonderheiten des jeweiligen Anfalls festzuhalten: P = Periode, W = Wochenende, S = Streß, Ü = Übelkeit, E = Erbrechen, Li = Lichtscheu, Lä = Lärmscheu, Z = Zunahme bei körperlicher Aktivität. Notieren Sie die Stärke des Kopfschmerzes (1 = leicht, 2 = mittelschwer, 3 = schwer) und die Wirkung der angewendeten Therapie (0 = unwirksam, 1 = ungenügend, 2 = mäßig, 3 = gut)

Checkliste zur Selbstbeurteilung

Die Fragen helfen Ihnen, Kopfschmerzen, Gesichtsschmerzen und deren Begleiterscheinungen besser wahrzunehmen und von anderen zu unterscheiden. Einen Arztbesuch können sie nicht ersetzen. Die Seitenverweise führen Sie zum entsprechenden Abschnitt dieses Buches. Dort finden Sie weitergehende Informationen.

Neu aufgetretener Kopfschmerz

Haben Sie am Vorabend zuviel getrunken oder geraucht?
➤ Einwirkung von Substanzen (Seite 106 ff),
   erstes Auftreten einer Migräne (Seite 26 ff)

Ist Ihre Nase verstopft, sind die Kopfschmerzen über der Stirn oder um die Augen am stärksten, und verschlimmern sie sich beim Bücken?
➤ Nasennebenhöhlen (Seite 126 ff)

Trat der Schmerz nach einer körperlichen Anstrengung auf?
➤ Anstrengungskopfschmerz (Seite 89)
   Migräneauslösung (Seite 38)
   Blutdruckentgleisung beim Hochdruckpatienten (Seite 100)
   Auch eine Subarachnoidalblutung wäre möglich (Seite 96)
   Bei starken Schmerzen, gerade im Nackenbereich, sofort zum Arzt (Seite 96, 104)

Bei starken Schmerzen, gerade im Nackenbereich, sofort zum Arzt

Hatten Sie einen Unfall mit Verletzung des Kopfes oder der Halswirbelsäule?
➤ Kopfschmerz nach Schädelverletzung (Seite 92 ff)
   Halswirbelsäulen-Schleudertrauma (Seite 124 f)

Nehmen Sie seit kurzem ein neues Medikament?
➤ Einwirkung von Substanzen (Seite 109 f)
   Informieren Sie Ihren Arzt darüber

Traten die Kopfschmerzen zusammen mit Fieber auf?
➤ Kopfschmerz bei Infektionskrankheit (Seite 116) wie Grippe oder Lungenentzündung; auch eine Hirnhautentzündung wäre möglich (Seite 104).

Bei hohem Fieber und Nackenschmerzen sofort zum Arzt

Dauert der Kopfschmerz schon einige Tage oder Wochen, nimmt eher zu und beeinträchtigt Ihre Leistungsfähigkeit?
➤ Der Kopfschmerz könnte organische Ursachen (Seite 95 ff, 101 ff, 116 ff) haben. Lassen Sie sich von einem Arzt gründlich untersuchen.

Wiederkehrende Kopf- oder Gesichtsschmerzen

Haben Sie Attacken von pochenden Kopfschmerzen, die verbunden sind mit Übelkeit, Brechreiz oder Erbrechen, Sehstörungen, Ruhebedürfnis und Lichtscheu, die Stunden bis Tage dauern und Sie sehr beeinträchtigen?
➤ Migräne (Seite 26 ff)

Treten diese Kopfschmerzen immer zusammen mit der Regelblutung auf?
➤ Menstruelle Migräne (Seite 36)

Leiden Sie schon länger an Episoden von drückenden oder ziehenden Schmerzen am ganzen Kopf ohne weitere Begleiterscheinungen, die zwar sehr lästig sind, aber auszuhalten, und die Ihren Tagesablauf nicht wesentlich stören?

Lassen Sie sich von einem Arzt gründlich untersuchen

➤ Episodischer Kopfschmerz vom Spannungstyp (Seite 65)

Haben Sie Attacken von heftigsten Schmerzen in der Augen- und Schläfengegend, die immer zur selben Tageszeit auftreten, so daß Sie fast die Uhr danach stellen können, und die meist nur bis zu einer halben Stunde lang dauern? Ist dabei ein Auge verändert, die Nase verstopft, und haben Sie ein starkes Bedürfnis nach Bewegung? Können diese Kopfschmerzen durch Alkohol ausgelöst werden?
➤ Episodischer Cluster-Kopfschmerz (Seite 77 f)

Treten Kopfschmerzen immer wieder nach körperlicher Anstrengung, Husten oder bei sexueller Betätigung auf?

Sicherheitshalber von einem Arzt abklären lassen

➤ Anstrengungskopfschmerz (Seite 89)
   Hustenkopfschmerz (Seite 88)
   Kopfschmerzen bei sexueller Betätigung (Seite 90 f)

Treten die Kopfschmerzen nach bestimmten Speisen oder Medikamenten auf?
➤ Einwirkung von Substanzen (Seite 107 f)

Liegen die Kopfschmerzen an der Schläfe, und verstärken sie sich beim Essen? Sind diese Beschwerden beim Aufwachen besonders stark?
➤ Fehlfunktion des Kauapparates (Seite 127 f)

Treten die Kopfschmerzen immer am Arbeitsplatz auf, zum Bei-spiel beim Arbeiten am Bildschirm?
➤ Sehfehler (Seite 125 f)
   Falsche Arbeitshaltung mit Entwicklung eines Kopfschmerzes vom Spannungstyp (Seite 121 f), Einwirkung von Substanzen (Seite 114)

Handelt es sich um einen blitzartig einschießenden, elektrisieren-den Schmerz im Gesicht, der auch in Serien auftreten kann und schon durch leichte Berührung oder Bewegung ausgelöst wird?
➤ Trigeminusneuralgie (Seite 129 ff)

Liegen ähnliche einseitige, blitzartig einschießende Schmerzen im Rachen vor, die auch zum Ohr ausstrahlen können und durch Schlucken oder Berührung des Gaumens ausgelöst werden?
➤ Glossopharyngeus-Neuralgie (Seite 142)

Kommt es zu Schmerzattacken im Ohr, die zum Oberkiefer und Gaumen ausstrahlen und unter Umständen mit einer einseitigen Geschmacksempfindung auf der Zunge oder Speichelfluß verbun-den sind?
➤ Intermedius-Neuralgie (Seite 143)

Dauerschmerzen

Besteht ein drückender Dauerkopfschmerz ohne weitere Störun-gen, haben Sie das Gefühl, als ob sich ein Reifen um Ihren Kopf spannt?
➤ Chronischer Kopfschmerz vom Spannungstyp (Seite 65 f)

Verwenden Sie seit längerer Zeit täglich oder fast täglich Kopf-schmerzmittel oder Zäpfchen, weil der Schmerz sonst wieder-kommt?
➤ Schmerzmittelkopfschmerz (Seite 110 ff)

Lassen Sie sich von einem Arzt gründ-lich untersuchen

Sind Sie älter als 50 Jahre, und sitzt der Kopfschmerz an der Schlä-fe? Haben Sie an Gewicht verloren? Traten Sehstörungen oder beim Essen Schmerzen in den Kaumuskeln auf?
➤ Gefäßentzündung (Arteriitis temporalis, Seite 98 f)
   Gehen Sie sofort zum Arzt

Gehen Sie sofort zum Arzt

Bestehen die Kopfschmerzen seit einem Unfall mit Verletzung von Schädel oder Halswirbelsäule?
➤ Schmerzen nach Schädelverletzung (Seite 92 ff)

Hatten Sie eine Gesichtsrose?
➤ Postherpetische Neuralgie (Seite 139 ff)

Hatten Sie einen operativen Eingriff am Trigeminusnerven oder im Gesicht oder einen Unfall mit Gesichtsverletzungen?
➤ Anästhesia dolorosa (Seite 137 f)
  Nervenverletzung im Gesicht (Seite 138 f)

Haben Sie schon seit vielen Jahren einen insgesamt mäßig starken, in der Tiefe sitzenden, bohrenden Gesichtsschmerz, bei dem alle Spezialisten bislang keine Ursache feststellen konnten?
➤ Möglicherweise atypischer Gesichtsschmerz (Seite 146 ff)

Wann muß ich einen Arzt aufsuchen?

Sie sollten immer dann einen Arzt aufsuchen, wenn Sie unter Ihren Kopfschmerzen leiden. Eine zugrundeliegende Erkrankung kann gefunden werden, Sie erhalten die notwendigen Informationen über Ihre Beschwerden, und die Behandlung wird gemeinsam besprochen. Keinesfalls sollten Sie sich über längere Zeit mit Schmerzmitteln selbst behandeln, da so eine dahinter verborgene Ursache verschleiert und ein Schmerzmittelkopfschmerz gefördert wird.

Bei anhaltenden oder wiederholten Kopfschmerzen unbedingt zum Arzt gehen!

Ja, trifft zu	Nein, trifft nicht zu	

Wenn Sie die folgenden Fragen nicht guten Gewissens mit »nein« beantworten können, stimmt etwas nicht mit Ihrer Kopfschmerzbehandlung:

Ja, trifft zu	Nein, trifft nicht zu	
☐	☐	Leiden Sie täglich oder fast täglich unter Kopfschmerzen?
☐	☐	Nehmen Sie täglich oder fast täglich Kopfschmerzmittel ein?
☐	☐	Brauchen Sie allmählich immer mehr oder immer stärkere Tabletten oder Zäpfchen, bis sich die gewünschte Wirkung einstellt?

Auch wenn Sie eine der folgenden Fragen mit »ja« beantworten, sollten Sie einen Arzt aufsuchen:

Ja, trifft zu	Nein, trifft nicht zu	
☐	☐	Sind Sie 40 Jahre alt oder älter, und Ihre Kopfschmerzen haben erst vor kurzem begonnen?
☐	☐	Werden die Kopfschmerzen immer schlimmer?
☐	☐	Haben sich Ihre Kopfschmerzen in ihrer Erscheinungsform verändert?

Hat Ihre Leistungsfähigkeit nachgelassen, haben Sie Gewicht verloren?

☐ ☐

Mußten Sie zuletzt öfters erbrechen, obwohl Sie keine Migräne haben?

☐ ☐

Warnzeichen für einen umgehenden Arzt- oder Klinikbesuch sind:

- jeder ungewohnte Kopfschmerz, der ständig zunimmt
- ein sehr starker Kopfschmerz nach einer körperlichen Anstrengung oder bei Fieber
- ein zunehmender Kopfschmerz nach einer Kopfverletzung
- wenn der Kopfschmerz erstmals begleitet ist von neurologischen Störungen,
  wie Lähmungen, Gefühlsstörungen, Doppelbildersehen oder anderen Sehstörungen, Sprachstörungen, Gleichgewichtsstörungen, starkem Schwindel oder einem epileptischen Anfall

Auch in diesen Fällen kann die Ursache vergleichsweise harmlos sein: Anstrengungskopfschmerz, Fehlbelastung der Nackenmuskeln, gutartiger Fieberkopfschmerz, posttraumatischer Kopfschmerz vom Spannungstyp oder erstes Auftreten einer Migräne nach einem Unfall, Erstmanifestation einer Migräne mit Aura. Dennoch müssen ernste Krankheiten, zum Beispiel Subarachnoidalblutung, Hirnhautentzündung, die Entwicklung eines subduralen Hämatoms nach Kopfverletzung oder Schlaganfall, in Betracht gezogen werden, und eine ärztliche Untersuchung ist in jedem Fall anzuraten.

Welcher Arzt ist der richtige?

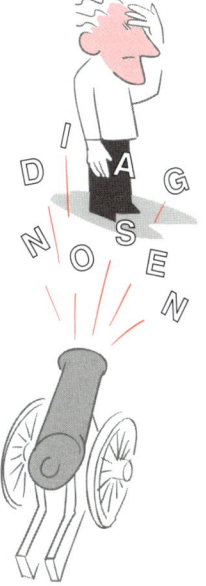

In der Regel ist der **Hausarzt** die erste Anlaufstelle. Er kann durch körperliche Untersuchung und Blutuntersuchungen Stoffwechselstörungen und Entzündungen ausschließen und veranlaßt im Zweifelsfall eine Überweisung zum Spezialisten. Dies kann in schwierigen Fällen, meist bei chronifizierten (andauernden) Kopfschmerzen, erforderlich sein. In der Regel erfolgt die Überweisung zum Neurologen, unter Umständen kann aber auch der Augenarzt, Hals-Nasen-Ohren-Arzt, Zahnarzt oder Nervenarzt gefragt sein.

Es ist allerdings nicht ungewöhnlich, daß verschiedene Spezialisten verschiedene Auffassungen vertreten: Je nach Fachgebiet und Erfahrung werden die Halswirbelsäule, die Zähne, Kiefergelenke oder Nasennebenhöhlen, Blutdruckstörungen oder eine verborgene Depression für die Kopfschmerzen verantwortlich gemacht, von manchen Ärzten oder Therapeuten auch Vitaminmangelzustände, Amalgamplomben, Narbenstörfelder oder Verdauungsstörungen. Um so wichtiger ist es, daß der Patient zunächst zum **Arzt seines Vertrauens** geht, der mit verschiedenen Spezialisten gut zusammenarbeitet.

Wenn Sie keinen Hausarzt haben, sollten Sie bei Kopfschmerzen in erster Linie einen **Neurologen** aufsuchen, weil er in der Regel über ausreichende Erfahrung mit Kopfschmerzpatienten verfügt und die notwendigen Zusatzuntersuchungen veranlassen kann. Mittlerweile sind in vielen Gebieten Kopfschmerzexperten niedergelassen oder finden sich in Klinikambulanzen. Adressen erhalten Sie auf Anfrage bei der **Deutschen Migräne- und Kopfschmerzgesellschaft** oder der **Deutschen Schmerzhilfe** (siehe Anhang am Ende des Buches). Ist ein stationärer Schmerzmittelentzug notwendig oder besteht in Ihrer Nähe keine Möglichkeit, verhaltenstherapeutische Techniken zu erlernen, kann auch die Behandlung in einer Kopfschmerzklinik sinnvoll sein.

Hilfe vom Neurologen und Kopfschmerzexperten

Kopfschmerzklinik bei Schmerzmittelentzug und zur Verhaltenstherapie

Welche Untersuchungen sind notwendig?

Bei chronischen Kopfschmerzen reicht dem erfahrenen Arzt fast immer die genaue Erhebung von Vorgeschichte und Zusatzinformationen aus, um die richtige Diagnose zu stellen und die geeignete Behandlung einzuleiten. Je genauer die Informationen sind, die Sie Ihrem Arzt hierzu liefern (siehe »Welche Informationen sind für die Diagnose wichtig?«, Seite 11 ff), desto besser. Eine körperliche und eine neurologische Untersuchung ergänzen die Erstuntersuchung und können Anzeichen ernsterer Erkrankungen und sekundäre Kopfschmerzen ausschließen.

Eine gründliche körperliche und neurologische Untersuchung ist meist ausreichend

Bei den meisten Patienten mit chronischen Kopfschmerzen wird früher oder später eine Untersuchung des Kopfes mit der **Computertomographie** (CCT, Craniale Computertomographie) oder der **Kernspintomographie** (MRT, Magnetresonanztomographie) veranlaßt, die Schichtaufnahmen von Schädel und Gehirn liefern (Abb. 2). Das ist immer dann sinnvoll, wenn Kopfschmerzen neu entstanden sind und/oder ein Restzweifel über die Ursache bleibt. Häufig dienen diese Untersuchungen allerdings eher dazu, die Sorgen der Patienten auszuräumen, sie könnten einen Hirntumor haben. Diese Sorgen sind medizinisch oft nicht begründet, denn in den seltensten Fällen findet sich bei normalem körperlichen und neurologischen Untersuchungsbefund tatsächlich ein Tumor oder eine Nervenwasserabflußstörung. Gerade bei einer typischen Migräne ohne Aura kann auf eine Bildgebung verzichtet werden. Da die Sorgen der Patienten aber durchaus verständlich

Computertomographie oder Kernspintomographie bei Verdacht auf sekundären Kopfschmerz

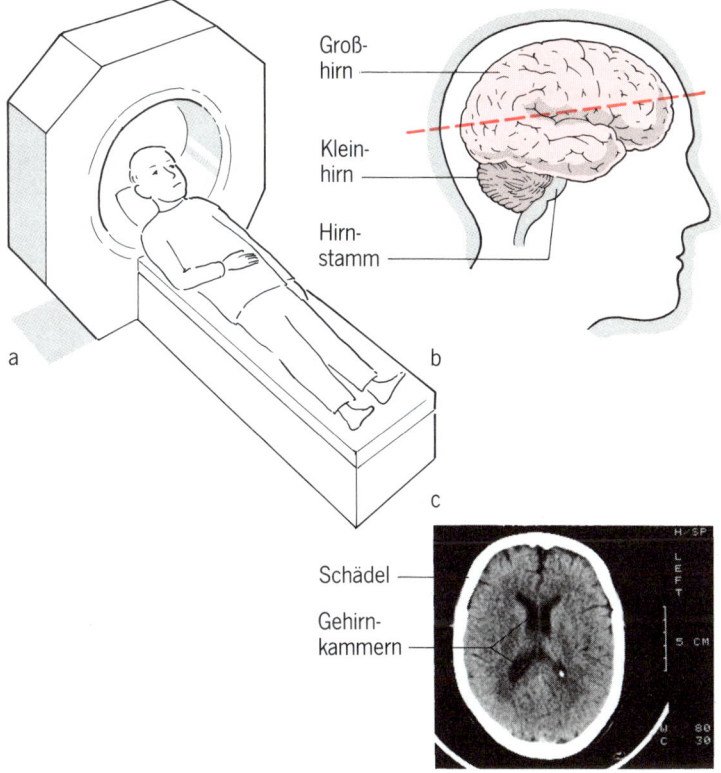

Abbildung 2:
Computertomographie des Schädels.

a) Gerät mit Patient,
b) Schnittebene,
c) dazugehörige Aufnahme

Groß-
hirn

Klein-
hirn

Hirn-
stamm

a   b

c

Schädel

Gehirn-
kammern

und mitunter auch durch intensive Aufklärung nicht auszuräumen sind, ist eine einmalige bildgebende Untersuchung bei chronischen Kopfschmerzen meist gerechtfertigt. In der Praxis werden jedoch immer wieder trotz eines Normalbefundes bei der Erstuntersuchung überflüssige »Verlaufsuntersuchungen« angeregt, die den Patienten verunsichern und unnötige Kosten verursachen. Auch ist eine computertomographische Untersuchung zur Beurteilung fast immer ausreichend, ein zusätzliches Kernspintomogramm bringt nur in wenigen Spezialfällen mehr Aufschlüsse.

Eine CCT ist fast immer ausreichend

Der Funktionszustand der Hirnzellen spiegelt sich in den Gehirnströmen, die mit der **Elektroenzephalographie** (EEG) an der Schädeloberfläche gemessen werden (Abb. 3). Diese Untersuchung kann örtliche Funktionsstörungen aufdecken oder eine allgemeine Verlangsamung der Hirnaktivität anzeigen. Außerdem kann sie wertvolle Informationen liefern,

Abbildung 3:
Mit der Elektroenzephalographie (EEG) werden die Gehirnströme aufgezeichnet

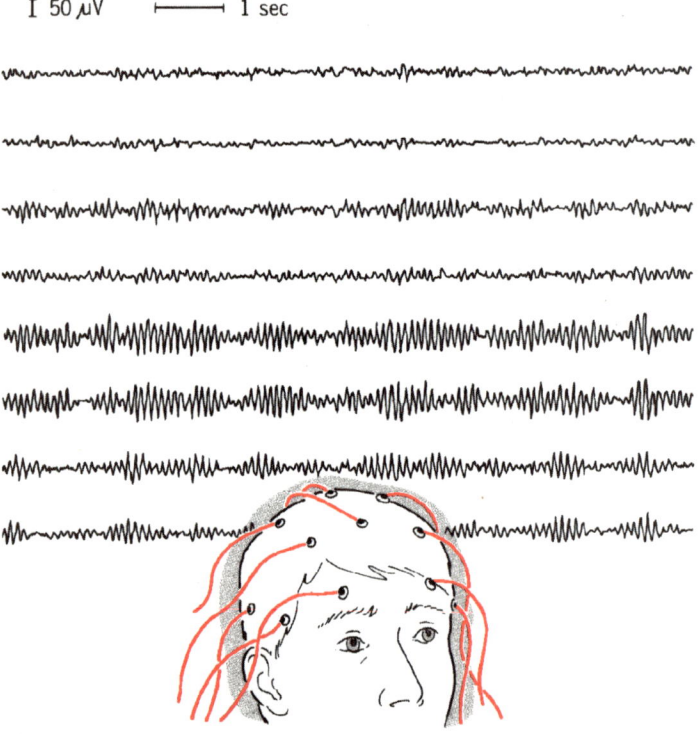

I 50 μV ├─────┤ 1 sec

wenn eine atypische Migräneaura von einer speziellen Form der Epilepsie abgegrenzt werden muß.

Die Darstellung der Durchblutungsverhältnisse in den größeren gehirnversorgenden Gefäßen gelingt mit der **Dopplersonographie**, die mit Ultraschall arbeitet. Die Messung erfolgt mit Schallsonden am Hals (extrakraniell) oder Kopf (transkraniell, Abb. 4). Bei der Duplexsonographie ist zusätzlich zum akustischen Signal ein Ultraschallbild des Gefäßes

Das EEG zeigt Hirnfunktionsstörungen, Ultraschall macht Gefäßveränderungen sichtbar

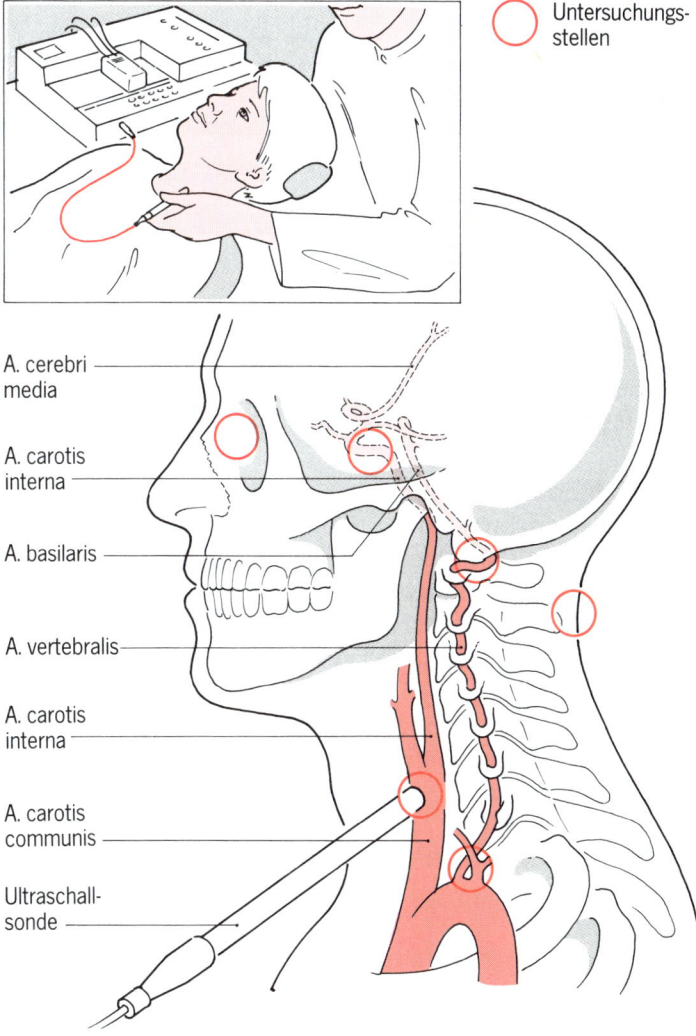

○ Untersuchungsstellen

Abbildung 4:
Untersuchung der gehirnversorgenden Gefäße mit der Dopplersonographie

A. cerebri media

A. carotis interna

A. basilaris

A. vertebralis

A. carotis interna

A. carotis communis

Ultraschallsonde

und der Gefäßwand erhältlich. Die Dopplersonographie wird zum Beispiel bei Migränepatienten eingesetzt, bei denen eine Migräneaura von Vorboten eines Schlaganfalls (der transitorisch ischämischen Attacke, TIA) unterschieden werden muß oder deren Schlaganfallrisiko abgeschätzt werden soll. Auch können bestimmte Gefäßmißbildungen und Gefäßeinrisse (Dissektionen) erkannt werden.

Ein **EKG** (Elektrokardiogramm) kann erforderlich sein, wenn Sie einen Serotoninagonisten erhalten sollen und Risikofaktoren für Gefäßkrankheiten vorhanden sind.

Lumbalpunktion und Angiographie kommen nur in besonderen Fällen zum Einsatz

Bei Fieber und starkem Krankheitsgefühl (Verdacht auf Hirnhautentzündung), bei Verdacht auf Blutung ins Nervenwasser (Subarachnoidalblutung) oder bei Verdacht auf Tumorabsiedlung in den Hirnhäuten kann es notwendig sein, das Nervenwasser zu untersuchen (**Lumbalpunktion**). Die Punktion erfolgt am Rücken und ist ein harmloser und leicht durchzuführender Eingriff. Das Rückenmark ist nicht gefährdet (Abb. 5). Bei Verdacht auf Nervenwasserunterdruck oder Drucksteigerung (Pseudotumor cerebri) kann gleichzeitig auch eine Druckmessung vorgenommen werden. Nur in Ausnahmefällen ist es erforderlich, Gehirngefäße über einen kleinen Schlauch durch die Leistenschlagader mit Kontrastmittel »anzufärben« und im Röntgenbild sichtbar zu machen (**Angiographie**).

Blutuntersuchung zeigt Entzündungen und Stoffwechselstörungen

Eine **Blutentnahme** erfolgt bei Verdacht auf Gefäßentzündung, zum Nachweis einer Infektion oder Bluterkrankung, zur Bestimmung verschiedener Hormone der Schilddrüse, Nebenniere oder Hirnanhangdrüse (Hypophyse) oder zur Kontrolle der Nieren- und Leberfunktion. Eine Gewebsentnahme an der Schläfenarterie kann zur Bestätigung der Diagnose einer Gefäßentzündung (Arteriitis temporalis) notwendig sein.

Je nach Symptomen werden auch andere Spezialisten hinzugezogen

Beim **Augenarzt** werden die Sehkraft und das Gesichtsfeld sowie der Augeninnendruck, beim **Hals-Nasen-Ohren-Arzt** Ohren und Nasennebenhöhlen und beim **Zahnarzt** die Kiefergelenke und Gebißverhältnisse untersucht. Diese Untersuchungen können vor allem bei bestimmten Gesichtsschmerzen sinnvoll sein. Ein anderer Therapieansatz bei chronischen Kopfschmerzen ist die **Verhaltenstherapie oder Psychotherapie**. Sie wird von Psychologen oder psychotherapeutisch tätigen Ärzten durchgeführt.

Das Hinzuziehen der genannten Spezialisten richtet sich nach den individuellen Beschwerden und Befunden und ist

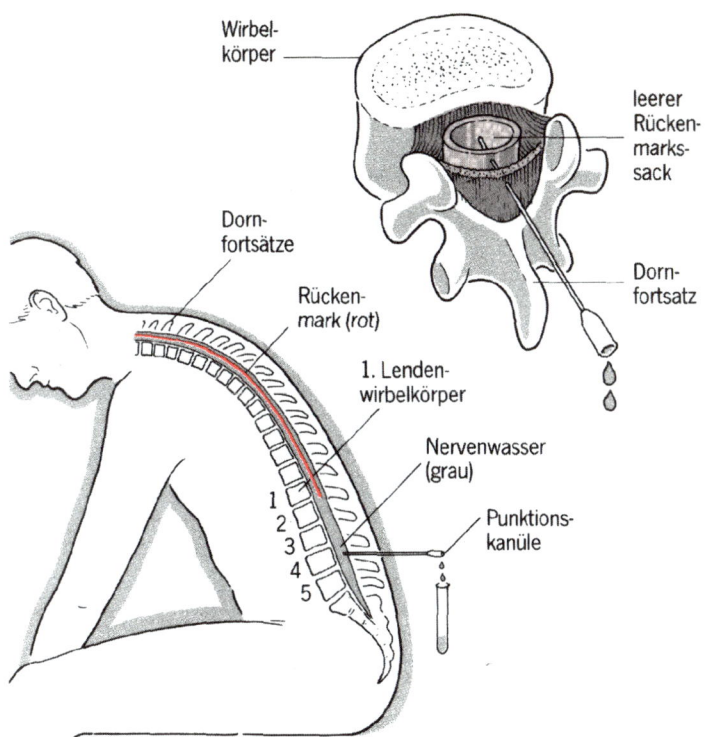

Wirbel-
körper

leerer
Rücken-
marks-
sack

Dorn-
fortsätze

Dorn-
fortsatz

Rücken-
mark (rot)

1. Lenden-
wirbelkörper

Nervenwasser
(grau)

Punktions-
kanüle

1
2
3
4
5

Abbildung 5:
Lumbalpunktion zur
Gewinnung von Ner-
venwasser (Liquor)

keinesfalls Routine. Wenn zum Beispiel eine Migräne zwei-
felsfrei diagnostiziert wurde, ist eine Auseinandersetzung mit
den Therapiemöglichkeiten weitaus sinnvoller als weitere
Arztbesuche mit dem Ziel, endlich »die Ursache« der Kopfschmerzen herauszufinden.

Migräne

Migräne: ein
altbekanntes Leiden

Die Migräne wurde vermutlich wegen ihrer ausgeprägten Begleiterscheinungen als erste Kopfschmerzerkrankung beschrieben. Schon den Ägyptern und Griechen des Altertums war sie bekannt, die ersten Aufzeichnungen finden sich auf Papyrus (um ca. 3500 v. Chr.). Aretaeus von Kappadokien in Kleinasien (heute Türkei) und später Galen, der griechische Leibarzt Kaiser Mark Aurels, erstellten die ersten ausführlichen Beschreibungen. Von Galen stammt die griechische Bezeichnung »Hemikranie« für den Halbseitenkopfschmerz. Über lateinische (»hemigranea«), englische (»megrim«) und französische Übersetzungen (»migraine«) entstand die heutige Bezeichnung.

Die verschiedenen Erscheinungsformen der Migräne

Manche Attacken
kündigen sich vorher
an

Die Erscheinungsformen der Migräne sind ebenso vielgestaltig wie charakteristisch. Bei manchen Patienten kündigen sich die Attacken vorher an: Etwa ein Drittel der Betroffenen beobachtet am Tag oder Stunden zuvor **Vorboten** wie Müdigkeit und verminderte Leistungsfähigkeit, manchmal auch Überaktivität, ein unbestimmtes Schweregefühl im Kopf, leichte Kopfschmerzen, Reizbarkeit, Grübelneigung, Hunger auf Süßes (möglicherweise liegt hier bei einigen Patienten die Erklärung für die vermeintliche »Attackenauslösung« durch Schokolade) oder Anschwellen von Händen und Füßen aufgrund von Wassereinlagerung.

Migräne ohne Aura

Der Migränekopfschmerz äußert sich in wiederkehrenden Attacken unterschiedlicher Heftigkeit, Häufigkeit und Dauer (nach den Kriterien der Internationalen Kopfschmerzgesellschaft IHS von vier Stunden bis zu drei Tagen ohne Behand-

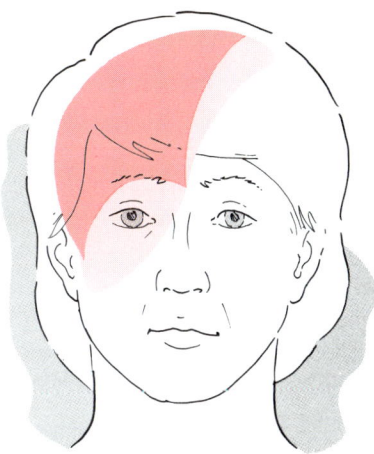

- Aura 30 bis 60 Mi-
  nuten
- Kopfschmerzdauer
  4 bis 72 Stunden
- Schmerz einseitig,
  pulsierend, mäßig
  bis stark
- normale Tagesakti-
  vitäten erschwert
  oder unmöglich
- Verstärkung bei
  körperlicher Akti-
  vität
- Übelkeit und/oder
  Erbrechen
- Licht- und Lärm-
  scheu

lung oder ohne erfolgreiche Behandlung). Bei Kindern unter 15 Jahren sind die Attacken kürzer (zwei Stunden bis zwei Tage). Der in zwei Dritteln der Fälle einseitige oder deutlich seitenbetonte Kopfschmerz hat meist pochenden, pulsierenden, seltener auch drückenden oder bohrenden Charakter. Auch beidseitige oder seitenwechselnde Schmerzen und andere Schmerzempfindungen kommen vor. Der Schmerz wird nicht nur im Bereich von Stirn und Schläfen, sondern auch in der Augengegend oder im Bereich von Hinterkopf und Nacken empfunden. Im Nacken kann die Migräne ebenfalls beginnen, daher rührt das Mißverständnis von Patienten und einigen Ärzten, die fälschlicherweise die Halswirbelsäule für die Migräne verantwortlich machen und dort den Schlüssel für die Therapie sehen. Der Migräniker fühlt sich in der Attacke »krank« und kann die üblichen Tagesaktivitäten in Beruf und Freizeit nicht oder nur eingeschränkt verrichten. Schon bei üblicher körperlicher Anstrengung, zum Beispiel beim Treppensteigen, verstärken sich die Kopfschmerzen.

Für die Diagnose wichtig sind die **Begleiterscheinungen** wie Appetitlosigkeit und Übelkeit, in schweren Fällen bis zum Erbrechen. Oft beobachtet man ausgeprägte Lichtscheu, Lärmscheu und Ruhebedürfnis. Überhaupt besteht eine Überempfindlichkeit gegenüber Reizen, zum Beispiel Gerüchen. Weitere Störungen können von seiten des autonomen Nervensystems hinzukommen: Blässe, kalte Füße und Hände, niedriger Blutdruck, Durchfall oder Harndrang. Nach dem Ende der

Die Symptome der »einfachen Migräne« sind vielfältig

Die Begleiterscheinungen sind charakteristisch

Vorboten	Aura	Kopfschmerzphase	Erholung
– Leistungsver-minderung – Müdigkeit – Reizbarkeit – Euphoriegefühl – Heißhunger auf Süßes – Schweregefühl im Kopf – leichter Kopfschmerz – Anschwellen der Hände und Füße	Seh-störungen: – sternförmige Figur in der Nähe des Blickpunktes – Flimmer-sehen – Verzerrungen – Sehausfälle – blinder Fleck – Doppelbild-sehen Gefühls-störungen Sprach-störungen Lähmung	Kopfschmerzen: einseitig auftretende Kopf-schmerzen um Auge oder Schläfenbereich, pulsierend, pochend, hämmernd, wellenförmig Begleitsymptome: – Appetitlosigkeit – Übelkeit und Erbrechen – Verstopfungen, Blähungen oder Durchfall – Lärm-, Licht- und Geruchs-überempfindlichkeit – Ruhebedürfnis – körperliche Aktivitäten ver-stärken die Beschwerden – Blässe, kalte Füße und Hände – Harndrang	– Appetit-losigkeit – Müdigkeit – Erschöpfung – Irritierbarkeit oder Euphorie – Konzentrati-onsstörungen
1 – 2 Tage	30 – 60 Minuten	4 Stunden bis 3 Tage	Stunden bis Tage

Abbildung 7: So verläuft eine Migräneattacke

Kopfschmerzen halten leichte Beschwerden wie ein Gefühl von Schwäche und Erschöpfung, verstärkte Irritierbarkeit, Müdigkeit und Konzentrationsstörungen noch stunden- bis tagelang an. Manche Patienten berichten auch über ein Gefühl der Euphorie. Oft beendet Schlaf die Attacke.

Migräne mit Aura

In manchen Fällen gehen den Kopfschmerzen neurologische Störungen voraus (meist Sehstörungen, aber auch Gefühlsstörungen oder Lähmungen an einer Körperhälfte, Sprachstörungen, Gleichgewichtsstörungen, ungewohnte Sinneswahrnehmungen). Sie werden **Aura** genannt, was soviel bedeutet wie »Schein« oder »Ausstrahlung«. Die Aura wird als Zeichen einer vorübergehenden Hirnfunktionsstörung zu Beginn der Migräneattacke betrachtet.

Bei der »klassischen Migräne« kommt es zu neurologischen Störungen

Die Gefühlsstörungen der Aura beginnen beispielsweise mit nadelstichartigen Mißempfindungen oder Taubheitsgefühlen (Parästhesien) – oft an den Fingern einer Hand und um die gleichseitige Mundhälfte – und breiten sich langsam über die ganze Körperhälfte oder Teile davon aus. Die Sehstörungen sind das häufigste Aurasymptom: Meist tritt ein sogenanntes **Fortifikationsspektrum** auf. (Fortifikationen waren zickzackförmig angelegte Befestigungsmauern im Mittelalter.) Ebensolche Zickzack-Figuren breiten sich vom Zentrum des Gesichtsfeldes langsam nach einer Seite hin bogenförmig aus, wobei die Randzone zu flimmern scheint. Im Zentrum verbleibt ein mehr oder weniger ausgeprägter blinder Fleck (Skotom). **Skotome** können auch ohne die geschilderten Reizphänomene auftreten. Manchmal kann auch eine Gesichtsfeldhälfte beider Augen vorübergehend ausfallen **(Hemianopsie)**.

Die Aura entwickelt sich, anders als die meist schlagartig auftretende Symptomatik einer Hirndurchblutungsstörung (»Schlaganfall«), allmählich über 5 bis 20 Minuten und dauert bis zu einer Stunde, in der Regel 20 bis 30 Minuten lang. Selten können auch verschiedene Aurasymptome (zum Beispiel Sehstörungen, Sensibilitätsstörungen, Sprachstörungen und Schwäche des rechten Arms) nacheinander auftreten, was die Gesamtdauer der Aura verlängert. Die Kopfschmerzen und die anderen Begleiterscheinungen der Migräneattacke (Übelkeit,

Die Aura entwickelt sich allmählich. Sie dauert im Schnitt eine halbe Stunde

Abbildung 8:
Typische Sehstörungen bei Migräne:

a) und b) zunehmende Skotome mit Fortifikationen,
 c) Hemianopsie

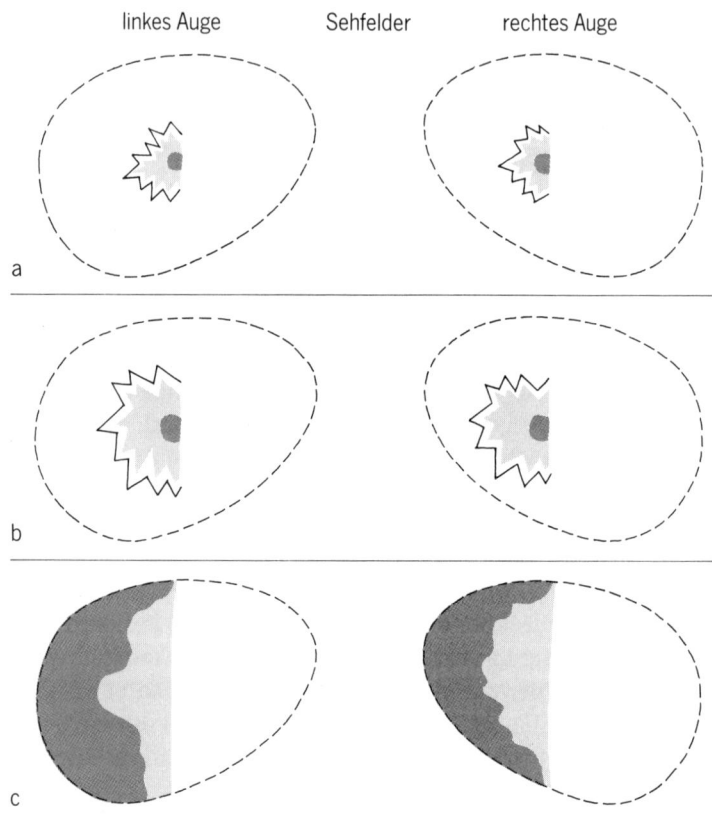

linkes Auge   Sehfelder   rechtes Auge

a

b

c

Erbrechen, Lärm- und Lichtscheu) beginnen meist unmittelbar nach der Aura, manchmal liegt auch etwas Zeit dazwischen (weniger als eine Stunde), oder Aura und Kopfschmerzen treten gleichzeitig auf. Vereinzelt können die Kopfschmerzen auch vor der Aura einsetzen. Sich schneller entwickelnde Auren sind selten (**Migräne mit akutem Aurabeginn**) und müssen mit Zusatzuntersuchungen gut von einer anderen Hirndurchblutungsstörung abgegrenzt werden. Gleiches gilt für Aurasymptome, die länger als eine Stunde andauern. Sind die Erscheinungen innerhalb von einer Woche verschwunden und können weitere Untersuchungen einen Schlaganfall ausschließen, lag eine **Migräneattacke mit verlängerter (prolongierter) Aura** vor. Migräneattacken mit Aura sind nicht nur seltener, sondern mit 6 bis 8 Stunden häufig auch kürzer als die ohne Aura.

Sonderformen der Migräne

Ausgeprägte, vorübergehende Halbseitenlähmungen als Migräneaura kommen in bestimmten Familien gehäuft vor (**familiäre hemiplegische Migräne**), der zugrundeliegende Gendefekt ist mittlerweile bekannt (Chromosom 19).

Hirnstammfunktionsstörungen können ebenfalls zu Aurasymptomen führen, vor allem bei Kindern, Jugendlichen und jungen Erwachsenen. Sie äußern sich als Doppelbildersehen, undeutliches Sprechen (Dysarthrie), Schwindel, Ohrgeräusche oder Hörminderung, Gangunsicherheit, beidseitige Gefühlsstörungen und Muskelschwächen und auch als Bewußtseinsstörung. Nach der Basilarisarterie, die den Hirnstamm mit Blut versorgt und in deren Versorgungsgebiet die Störungen auftreten, heißt diese Sonderform der Migräne mit Aura **Basilaris-Migräne**.

In seltenen Fällen kann längeres Doppelbildersehen (Lähmung von Augenmuskelnerven, **ophthalmoplegische Migräne**) oder eine vorübergehende Erblindung eines Auges infolge einer Störung der Netzhaut im Zusammenhang mit den Kopfschmerzen auftreten (**retinale Migräne**). Bei beiden Störungen müssen genaue Untersuchungen erfolgen, weil auch andere Ursachen als eine Migräne in Frage kommen. Besonders bei älteren Migränepatienten kann eine Aura gelegentlich ohne nachfolgende Kopfschmerzen auftreten (**Migräneaura ohne Kopfschmerz**, früher auch »Migräneäquivalent« genannt). Die Abgrenzung gegenüber anderweitigen zerebralen Durchblutungsstörungen ist hier besonders wichtig und erfordert Zusatzuntersuchungen wie Dopplersonographie der hirnversorgenden Gefäße, Untersuchung des Herzens, Blutuntersuchungen und bildgebende Diagnostik.

Im **Kindesalter** gibt es attackenartig auftretende Störungen ohne Kopfschmerzen, wie Schwindel, Erbrechen oder Halbseitenlähmungen, die möglicherweise als »Vorläufer« oder »Äquivalente« einer Migräneerkrankung anzusehen sind.

Wenn die Migräne nicht mehr aufhören will

Bei einigen Patienten, meist solchen mit langer Migränevorgeschichte und mit regelmäßigem Schmerzmittelgebrauch, hört ein Migräneanfall nicht mehr auf, oder ein neuer Anfall setzt ein, bevor der vorherige vollends abgeklungen ist.

Nach den Kriterien der IHS liegen dazwischen maximal vier schmerzfreie Stunden im wachen Zustand. Wenn die Kopfschmerzen länger als drei Tage andauern, liegt ein **Status migraenosus** vor. Doch Vorsicht: Kopfschmerzen, die länger als drei Tage dauern, sind oft keine Migräne! Auch Migräniker können gleichzeitig Kopfschmerzen vom Spannungstyp haben, der nicht immer ohne weiteres von einer leichten Migräneattacke zu unterscheiden ist, aber anders behandelt wird (siehe »kombinierte Kopfschmerzformen«, Seite 76).

Oft steckt allerdings hinter einem Status migraenosus ein übermäßiger Gebrauch von Schmerzmitteln. Die üblicherweise bei den Attacken wirksamen Medikamente nützen nichts mehr, sie werden ohnehin oft täglich »zur Vorbeugung« genommen. Wenn eine Spritze in die Vene, den Muskel oder die Haut durch den Arzt den Schmerz nicht durchbricht, kann eine stationäre Aufnahme ins Krankenhaus erforderlich sein. Oft ist ein Schmerzmittelentzug notwendig. Wenn kein falscher Gebrauch von Schmerzmitteln vorliegt, kann eine Behandlung mit Cortison den Status durchbrechen.

An einer »Dauermigräne« sind oft Schmerzmittel schuld

Gibt es ein Schlaganfallrisiko bei der Migräne?

Natürlich kann auch bei Migränepatienten ein Schlaganfall, also eine Durchblutungsstörung oder Blutung im Gehirn infolge einer Gefäßerkrankung, auftreten, beide Erkrankungen kommen ja häufig vor. Ein Schlaganfall oder eine vorübergehende **Hirndurchblutungsstörung** (TIA, transiente ischämische Attacke) äußert sich mit ganz ähnlichen neurologischen Störungen wie die Migräneaura.

Wenn bei einem Migränepatienten eine für ihn typische Aurasymptomatik länger dauert als eine Woche oder überhaupt nicht mehr vollständig verschwindet, kann ein (sehr seltener) »**migränöser Infarkt**« vorliegen, der durch ein Computertomogramm des Schädels nachgewiesen wird. In diesen Fällen ist allerdings eine andere Ursache des Infarktes als die Migräne wahrscheinlicher: Erstens kann auch ein Schlaganfall (Durchblutungsstörung oder Gehirnblutung) von migräneähnlichen Kopfschmerzen begleitet sein, zweitens haben die betroffenen Patienten fast immer gleichzeitig noch andere Risikofaktoren für einen Schlaganfall (bei Frauen beispielsweise Rauchen und die Einnahme der »Pille« oder hoher Blutdruck).

Ein Schlaganfall kann ähnliche neurologische Symptome haben wie eine Migräneaura

Das von diesen Risikofaktoren unabhängige Schlaganfall-risiko eines Migränikers mit Aura ist nicht endgültig bewiesen und allenfalls geringfügig erhöht. Migränepatienten mit Aura sollten jedoch alle zusätzlichen Gefäßrisiken ausschalten beziehungsweise ärztlich gut überwachen lassen (Nikotin, hoher Blutdruck, Übergewicht, Diabetes, Durchblutungsstörungen der Herzkranzgefäße). Kommt es bei Vorliegen solcher zusätzlichen Risikofaktoren zu häufigen oder schwerwiegenden Migräneauren, sollte zur Schlaganfallvorbeugung Acetylsalicylsäure oder Ticlopidin eingenommen werden.

Bei Migräne mit Aura Gefäßrisikofaktoren kontrollieren

Welche Menschen bekommen Migräne?

Die Migräne kann prinzipiell in jedem Alter beginnen, meist liegt der erste Anfall zwischen dem 10. und dem 20. Lebensjahr. Bis zum Alter von 40 Jahren hatten neun von zehn Migränepatienten ihre erste Attacke bereits gehabt; eine Migräne-Neuerkrankung in der zweiten Lebenshälfte ist also sehr selten.

Wie häufig ist Migräne?

Innerhalb der Gesamtbevölkerung haben ca. 8 bis 12 Prozent Migräne im engeren Sinne, das heißt bei Anlegen der strengen IHS-Kriterien. Wenn man nur ein Kriterium weniger zugrunde legt, ist diese Zahl in Deutschland mehr als doppelt so hoch. Bei den Zahlen handelt es sich allerdings um Lebenszeit-Prävalenzen, das heißt sie schließen auch Menschen ein, die nur wenige Migräneattacken in ihrem Leben hatten. Studien an Schulkindern haben ergeben, daß die Häufigkeit der Migräne innerhalb von 20 Jahren zugenommen hat.

Interessanterweise ist die Migräne in verschiedenen Ländern unterschiedlich häufig, in England und Frankreich zum Beispiel seltener als in Skandinavien oder bei uns. Auch differiert die Häufigkeit zwischen ethnischen Gruppen innerhalb eines Landes, wofür wahrscheinlich in erster Linie Erbfaktoren verantwortlich sind. Etwa die Hälfte der Migräniker hat eine oder mehr Attacken im Monat, die anderen weniger.

Migränehäufigkeit nimmt zu

Migräne: ein Frauenleiden?

Frauen sind häufiger und schwerer betroffen, aber auch Männer haben Migräne

Frauen sind etwa doppelt so häufig betroffen wie Männer, vor der Pubertät jedoch erkranken Männer und Frauen gleich häufig. Dies ist neben anderen Beobachtungen (wie menstruelle Migräne, Nachlassen in der Schwangerschaft und nach den Wechseljahren) ein deutlicher Hinweis auf die Bedeutung der **Hormone** für die Migräneentstehung. Frauen sind jedoch nicht nur öfter, sondern auch schwerer betroffen als Männer: Sie haben mehr, stärkere und längere Attacken und stärkere Begleiterscheinungen wie Übelkeit oder Erbrechen. Männer erleben allerdings häufiger als Frauen eine visuelle Aura.

Ist Migräne heilbar?

Für den Migränekopfschmerz gibt es eine erbliche Veranlagung, die neben anderen Faktoren zu 40 bis 60 Prozent für die Ausbildung der Erkrankung verantwortlich ist (siehe »Was wissen wir über die Migräneentstehung?«, Seite 39 ff). Diese Veranlagung bleibt zeitlebens bestehen, wenn auch in verschieden starker Ausprägung. Während einer Schwangerschaft beispielsweise kommt es häufig zu einer deutlichen Besserung. Unbehandelt sind die Attacken zwischen dem 20. und dem 40. Lebensjahr in der Regel am schwersten, nehmen dann aber an Häufigkeit und Stärke ab. **Im Alter verschwindet die Migräne nicht selten vollständig**, es kann also zu einer echten Heilung kommen. Auch wenn Kinder vor der Pubertät erkranken, kann die Migräne nach einigen Jahren wieder verschwinden. Eine Heilung der zugrundeliegenden Veranlagung durch Medikamente, Operationen oder andere Therapieverfahren ist jedoch leider nicht möglich. Es kommt vielmehr darauf an, sich bestmöglich auf die Migräne einzustellen und sie mit allen zur Verfügung stehenden Therapiemöglichkeiten in den Griff zu bekommen.

Migräne kann man zwar nicht heilen, wohl aber kontrollieren

Gibt es Migräne bei Kindern?

Im Schulalter kommen bei etwa der Hälfte aller Kinder mehr oder weniger häufig Kopfschmerzen vor. In einer aktuellen skandinavischen Studie hatten Siebenjährige zu über 50 Prozent schon einmal Kopfschmerzen gehabt, etwas über

5 Prozent hatten Migräne. Erste Anzeichen der Migräne können schon im Kleinkindalter beobachtet werden. Im Vergleich zu der Migräne Erwachsener haben Kinder häufiger und ausgeprägter Bauchschmerzen, zum Teil auch ohne Kopfschmerzen, und neigen eher zu Übelkeit und Erbrechen. Auch Verwirrungszustände und Schwindelerscheinungen kommen vor. In der Vorphase einer Attacke treten häufiger Allgemeinsymptome wie erhöhte Reizbarkeit oder ein unbestimmtes Unwohlsein auf, die Attacken selbst dauern meist nicht länger als einen halben Tag. **Nach der Pubertät** kommt es oft spontan zu einer deutlichen Besserung oder zum Verschwinden der Migräne.

Migräne kann sich schon bei kleinen Kindern in Form von Bauchschmerzen äußern

Wie können Migräneanfälle ausgelöst werden?

Migränepatienten berichten über eine Vielzahl von Auslösern. Allerdings muß berücksichtigt werden, daß viele Menschen verständlicherweise ein Bedürfnis haben, das Auftreten einer Attacke zu erklären; andererseits können aufgrund der Symptome einer beginnenden Migräneattacke selbst bestimmte Umweltbedingungen oder Nahrungsmittel als besonders belastend oder unverträglich empfunden werden. Ein Kopfschmerztagebuch hilft dabei, solche Zusammenhänge zu belegen oder zu verwerfen. Meist ist es nicht eine Ursache allein; oft kommen mehrere Faktoren zusammen, bis die individuelle »Migräneschwelle« überschritten wird.

Oft kommen mehrere Faktoren zusammen, bis die Migräneschwelle überschritten ist

Streß

Beruflicher und privater Streß wird am häufigsten als Migräneauslöser angegeben. Dabei tritt die Attacke besonders dann auf, wenn der Streß wieder nachläßt, also in der Erholungsphase. Die sogenannte Feierabend- oder **Wochenendmigräne** ist hier zu nennen oder die Attacke nach einem Streit. Gerade bei der Wochenendmigräne – sie ist übrigens bei Männern häufiger – können mehrere Auslöser zusammenkommen: längeres Ausschlafen, geringerer Koffeinkonsum und vermehrter Alkoholgenuß.

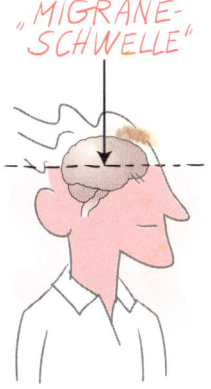

„MIGRÄNE-SCHWELLE"

Hormone

Die weiblichen Sexualhormone beeinflussen die Botenstoffe des Gehirns, zum Beispiel das Serotonin. Viele Frauen beobachten einen zeitlichen Zusammenhang mit ihrem Zyklus: Besonders in der Zeit der Periodenblutung oder (seltener) des Eisprungs kommt es vermehrt zu Kopfschmerzattacken. Bei etwa 5 Prozent der Frauen mit Migräne sind die Kopfschmerzen zeitlich streng an die Periodenblutung gebunden (**menstruelle Migräne**).

Wie natürlichen Schwankungen der Sexualhormone können eine Migräne auslösen

Kopfschmerzattacken in Verbindung mit der Regelblutung dauern oft besonders lange. Der Mechanismus der Auslösung ist sehr wahrscheinlich der Abfall des Hormons Östrogen im Blut während der Regel, ebenso bei Migräneattacken in der »Pillenpause« oder nach der Entbindung.

Im mittleren und letzten Drittel einer **Schwangerschaft** kommt es meist zu einer Verringerung der Attackenfrequenz, nicht nur wenn die Attacken zuvor mit der Regelblutung verbunden waren. Nach der Geburt nimmt die Häufigkeit bis zum vorher bekannten Maß wieder zu; kurzzeitig kann es sogar schlimmer werden. Allerdings kann eine Migräne auch in der Schwangerschaft neu auftreten, meist im ersten Drittel und häufig mit Aura. Auch das erstmalige Auftreten einer Aura bei vorbekannter Migräne ohne Aura kommt vor.

Die Einnahme der »**Pille**« führt oft zu einer Zunahme der Beschwerden, besonders bei Präparaten mit einem hohen Östrogenanteil. Wie im Fall der Schwangerschaft kann allerdings auch das Gegenteil der Fall sein. Wenn ein Zusammenhang wahrscheinlich ist, sollte das Präparat abgesetzt oder ein anderes Präparat versucht werden, sofern andere Verhütungsmethoden nicht möglich sind.

In und nach den **Wechseljahren** gibt es ebenfalls verschiedene Möglichkeiten des Verlaufs. In der Regel nehmen die Schwere und Häufigkeit der Attacken ab. Wenn sich die Kopfschmerzattacken häufen oder stärker werden, kann die Gabe von Hormonen hilfreich sein. Wenn die Kopfschmerzen erst nach der Gabe von Hormonen (zum Beispiel zur Bekämpfung von Knochenabbau oder Wechseljahrebeschwerden) zunehmen, sollten Sie ein anderes Präparat versuchen. Sprechen Sie mit Ihrem Frauenarzt darüber.

Schlaf

Migräneattacken können durch zu viel und zu wenig Schlaf ausgelöst werden. Besonders problematisch scheint die Änderung eines eingespielten **Schlafrhythmus** (zum Beispiel Ausschlafen am Feiertag oder Wochenende, nach einer Flugreise mit Zeitverschiebung) zu sein. Auch aus dem Schlaf heraus können Migräneattacken auftreten, typischerweise in den frühen Morgenstunden.

Alkohol und Nahrungsmittel

Alkoholische Getränke können Kopfschmerzen und auch Migräneattacken auslösen. Abgesehen vom **übermäßigen Genuß von Alkohol**, der nicht selten mit starkem Rauchen oder Schlafdefizit verknüpft ist, können auch die nichtalkoholischen **Inhaltsstoffe** der Getränke Migräneattacken auslösen. An erster Stelle stehen dabei Rotweine. Vom Rotwein (unter den italienischen Weinen vor allem Chianti) weiß man, daß er aus den Blutplättchen Serotonin freisetzt, möglicherweise reagieren Migräniker darauf besonders empfindlich. Weißwein oder Wodka sind dagegen bei nicht übermäßigem Genuß weniger gefährlich. Die Inhaltsstoffe von bestimmten **Käse**sorten (Tyramin), **Schokolade** (Phenylethylamin) oder **Zitrusfrüchten** können ebenfalls Migräneattacken auslösen. Der Einfluß der Nahrung auf die Migräne ist insgesamt jedoch eher gering.

Weitere Auslöser

Neuere elektrophysiologische Untersuchungsergebnisse haben ergeben, daß sich das Gehirn von Migränepatienten nicht gut auf bestimmte äußere Reize einstellen kann. Das führte zu der Vermutung, daß der Migräniker durch die Attacke eine möglicherweise angestaute Spannung abbaut, um sich vor Reizüberflutung zu schützen (siehe Seite 39 ff). So ist es nicht verwunderlich, daß außer den obengenannten Faktoren eine Vielzahl von möglichen Auslösern angegeben wird. Änderungen der Wetterlage werden relativ häufig als Auslösefaktor angegeben, obwohl ein Zusammenhang bisher nicht gesichert ist. Längeres Fasten kann ebenso Migrä-

Viele äußere und innere Reize können ebenfalls Migräne auslösen, z.B.:
Wetterwechsel
Licht
Lärm
Gerüche
Fasten
körperliche Anstrengung
Erschöpfung
intensive Erlebnisse

neattacken auslösen wie optische Reize (Kino, Fernsehen, Diskothekenlicht), Lärm oder bestimmte Gerüche. Auch durch leichte Schädelverletzungen (»Fußballermigräne«), körperliche Anstrengung und Erschöpfung (»Anstrengungsmigräne«) oder allergische Reaktionen (Asthmaanfall, Heuschnupfen) können Migräneattacken hervorgerufen werden, ebenso durch das intensive Erleben besonders belastender oder auch erfreulicher Ereignisse.

Wenn Sie Ihre persönlichen Auslöser identifiziert haben, haben Sie die Chance, Ihrer Migräne indirekt beizukommen. Natürlich lassen sich nicht alle möglichen Auslöser beeinflussen, gerade Streß ist kaum zu vermeiden und bietet – in richtiger Dosierung – Ansporn und Abwechslung. Dennoch können Sie die Gelegenheit wahrnehmen, Ihren Lebensstil einmal zu überdenken, und vielleicht doch etwas ändern. Sie sollten auch darauf achten, daß Sie in einer für Sie ohnehin kritischen Phase (Streß, weite Flugreise, Urlaubsbeginn) nicht noch Auslöser hinzukommen lassen, die Sie vermeiden können (zuviel Alkohol, speziell Rotwein, unregelmäßiger Schlaf, hastiges Essen, Vorbereitungen in letzter Minute …).

Was wissen wir über die Entstehung der Migräne?

Erbfaktoren

Die Migräne hat eine genetische Grundlage

Vor kurzem wurde der Gendefekt für bestimmte, familiär gebundene Migräneformen wie zum Beispiel die familiäre hemiplegische Migräne (siehe Seite 31) oder die CADASILM-Erkrankung, die neben der Migräne auch mit Schlaganfällen schon im mittleren Lebensalter einhergeht, auf dem **Chromosom 19** gefunden. Die Erkrankungen werden innerhalb der untersuchten Familien autosomal dominant vererbt, das heißt, sie können unabhängig vom Geschlecht in jeder Generation auftreten.

Aber auch bei der »normalen« Migräne sind genetische Faktoren wirksam: **Zwillingsstudien** ergaben, daß für die

Entstehung der Migräne bei Frauen zwischen 50 und 60 Prozent, bei Männern etwa 40 Prozent Erbfaktoren verantwortlich sind. Das bedeutet, daß die Anfälligkeit für Migräne vererbt ist, daß jedoch andere Faktoren hinzukommen müssen. Diese Untersuchungsergebnisse bestätigen die Erfahrung von Ärzten, daß Migräniker oft von ebenfalls betroffenen Verwandten berichten.

Reizempfindlichkeit

Mit verschiedenen elektrophysiologischen Messungen konnte gezeigt werden, daß sich das Gehirn eines Migränikers auch im kopfschmerzfreien Intervall von anderen unterscheidet. Mit Begriffen wie **CNV** (Contingente Negative Variation), **AEHP** (Akustisch evozierte Hirnstammpotentiale) oder **VEP** (Visuell evozierte Potentiale) werden Untersuchungen bezeichnet, die die Reaktionen von Zellen der Hirnrinde oder des Hirnstamms auf bestimmte Reize messen. Im Falle der CNV handelt es sich um die angespannte Erwartung eines Reizes, bei den AEHP um Töne und bei den VEP um Lichtreize über einen Bildschirm. Üblicherweise kommt es zu einer meßbaren Habituation der Antwortpotentiale, daß heißt zu einer **Gewöhnung** an die Reize, wenn die Untersuchungen mehrfach wiederholt werden. Genau das ist bei Migränikern nicht der Fall, auch ist die **Reaktion auf die Reize** stärker ausgeprägt als normal.

Migräniker reagieren empfindlicher auf äußere Reize

Man kann daraus folgern, daß die Gehirnzellen des Migränikers besonders empfindlich auf bestimmte Reize reagieren und sich vor einer Reizüberflutung schlechter schützen können. Interessanterweise steigt die Ausprägung der CNV bei wiederholten Messungen im Intervall zwischen den Attacken immer weiter an. Nach einer Attacke normalisieren sich die Werte vorübergehend, um danach erneut anzusteigen. Bei einigen Patienten konnte anhand der Meßwerte sogar vorhergesagt werden, wann eine Attacke bevorstand. Die Spekulation liegt auf der Hand, daß das Gehirn des Migränikers bei hohem Bereitschaftspotential für einen Attackenauslöser (Trigger) besonders empfänglich ist oder sich durch eine spontan auftretende Attacke, in deren Verlauf eine Normalisierung des Potentials eintritt, vor weiterer Reizüberflutung schützt. Die in der Attackenvorbeugung eingesetzten Betablocker sind

Möglicherweise ist die Attacke ein Schutz vor Reizüberflutung

ebenfalls in der Lage, die erhöhte CNV zu normalisieren, das heißt, sie können die gesteigerte Empfänglichkeit des Gehirns für Triggerfaktoren dämpfen.

Stoffwechselstörungen im Gehirn

Der »Migränegenerator« liegt vermutlich im Hirnstamm

Vor kurzem ist es möglicherweise gelungen, die migräneerzeugenden Nervenzellverbände im Hirnstamm sichtbar zu machen. Hierzu wurden Migräniker ohne Aura in der Attacke mittels Positronenemissionstomographie (PET) untersucht. Mit dieser Meßmethode läßt sich der regionale Blutfluß im Gehirn messen und bildlich darstellen. Es zeigte sich eine **Stoffwechselsteigerung** und **erhöhte Durchblutung** im Hirnstamm und Mittelhirn auf der dem Kopfschmerz gegenüberliegenden Seite. Das führte zu der Frage, ob dort die Hirnzellen liegen könnten, die eine Migräneattacke in Gang setzen und unterhalten (»Migränegenerator«). Auch nach Gabe von Sumatriptan und Besserung der Kopfschmerzen war dieses »Zentrum« weiter aktiv. Diese Beobachtung ist gut mit der Erfahrung in Einklang zu bringen, daß Sumatriptan zwar hilft, es aber zu einem Wiederauftreten der Kopfschmerzen kommen kann: Die Schmerzen an den Hirnhäuten werden erfolgreich unterdrückt, solange die Substanz wirkt; nach einigen Stunden kommen sie jedoch zurück, da der dahinterstehende Prozeß im Hirnstamm noch weiter aktiv ist. Bekanntlich kann die Migräne bis zu drei Tagen dauern!

Funktionsstörung der Hirnrinde als Ursache der Aura

Durchblutungsstörungen in der Hirnrinde bei Migräneauren sind schon länger bekannt. Im Falle der visuellen Aura schreitet die Minderdurchblutung (Oligämie) mit einer Geschwindigkeit von 3 bis 4 Millimeter pro Minute von den hinteren Hirnabschnitten (dort liegt die Sehrinde) nach vorn fort; sie ist möglicherweise die Folge einer sich mit genau dieser Geschwindigkeit ausbreitenden Verminderung der elektrischen Aktivität der Gehirnzellen (englisch *corticale spreading depression*). Diese konnte man allerdings bisher nur bei Tieren beobachten. Zufällig konnte im PET auch der Beginn einer Migräneattacke ohne Aura gemessen werden, die eine ähnliche, sich von hinten nach vorn ausbreitende Veränderung des Blutflusses zeigte.

Magnesium in der Hirnrinde vermindert

Magnesium scheint ebenfalls eine Rolle zu spielen: In den Hirnrindenzellen von Migränikern ist es vermindert und fällt zumindest bei einer Spezialform, der familiären hemiplegischen Migräne, unmittelbar vor der Attacke nochmals deutlich ab.

Wie kommt es zum Migränekopfschmerz und seinen Begleiterscheinungen?

Die bisher dargestellten Untersuchungsergebnisse beschäftigten sich mit der Entstehung und Auslösung der Migräne und der Auraphase. Der Kopfschmerz selbst spielt sich in den schmerzempfindlichen Hirnhäuten ab. Eine besondere Rolle kommt hier einem Zusammen- und Wechselspiel von Nervenzellen des Gesichtsnervs (Nervus trigeminus) und Gefäßen der Hirnhäute zu, dem »**trigeminovaskulären System**«.

Der Kopfschmerz entsteht in den Gefäßen der Hirnhäute

Nach heutigen Vorstellungen beginnt die Attacke mit einer Überaktivität von Nervenzellverbänden des Hirnstamms, die über Fasern des **Trigeminusnerven** die **Blutgefäße der Hirnhaut** erreichen und dort eine schmerzhafte Entzündungsreaktion auslösen: Über die Freisetzung von Botenstoffen, wie Substanz P, Neurokinin A oder Calcitonin Gene Related Peptide (CGRP), schwellen die Gefäße an und werden abnorm durchlässig, so daß Blutplasma austritt (Ödem). Da die schmerzhafte Entzündung nicht von Bakterien oder Viren, sondern durch Nervenimpulse ausgelöst wird, heißt sie **neurogene Entzündung**. Die entzündeten Gefäßwände sind so empfindlich, daß sogar der mit jedem Herzschlag fließende Blutstrom als klopfender, mit dem Pulsschlag pochender Kopfschmerz wahrgenommen wird. Gleichzeitig werden weitere Hirnstammzentren aktiviert, die für die Begleiterscheinungen Übelkeit und Erbrechen verantwortlich sind. Eine Aktivitätssteigerung in visuellen und akustischen Assoziationsarealen in der Hirnrinde könnte für die abnorme Licht- und Lärmscheu (Photo- bzw. Phonophobie) verantwortlich sein.

Trigger aktivieren Zellverbände im Hirnstamm.

Über den Trigeminusnerven wird die neurogene Gefäßentzündung ausgelöst

Man kann diese neurogene Entzündung in verschiedenen Tiermodellen simulieren und messen. Diese Versuche führten zur Entwicklung von neuen, hochwirksamen Migränemitteln. Diese Substanzen sind ebenso wie die anderen, schon länger bewährten Migränemittel (etwa die Acetylsalicylsäure) in der Lage, die neurogene Entzündung zu blockieren. Ob sich der Migränekopfschmerz beim Menschen nun genauso abspielt wie bei den untersuchten Tieren, ist derzeit nicht bewiesen.

Migräneattacken können im Tiermodell nachempfunden werden

Abbildung 9:
So entsteht der
Migränekopfschmerz

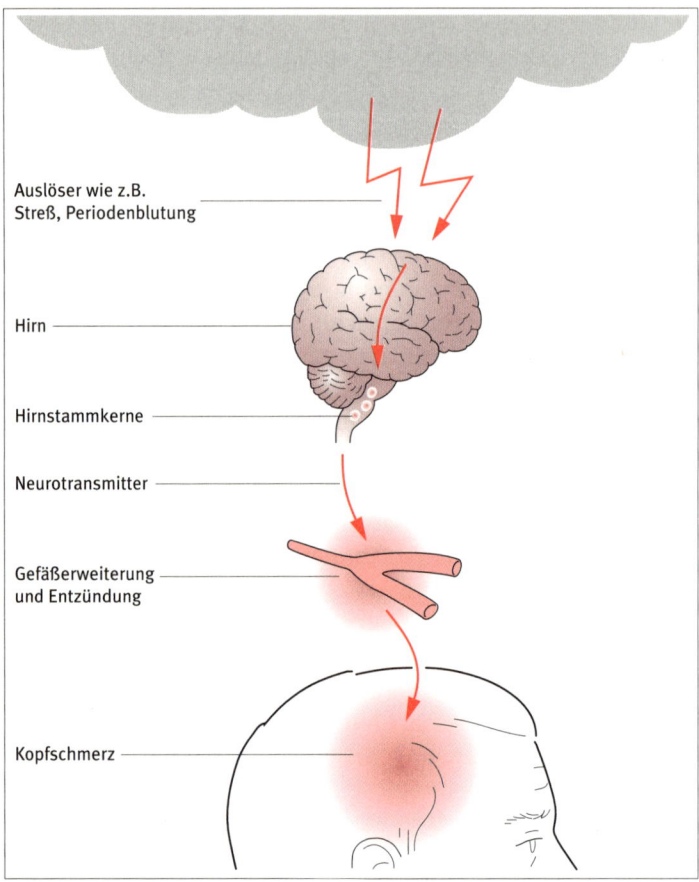

Auslöser wie z.B.
Streß, Periodenblutung

Hirn

Hirnstammkerne

Neurotransmitter

Gefäßerweiterung
und Entzündung

Kopfschmerz

Die Forschungsergebnisse haben jedoch über die Entdeckung
der neuen Substanzen hinaus wichtige Erkenntnisse über die
Bedeutung der Neurotransmitter, der Botenstoffe des Nervensystems, bei der Migräne zutage gefördert.

Neurotransmitter und Rezeptoren

Schon über 30 Jahre lang beschäftigt sich die Migränefor-
schung mit der Schlüsselsubstanz **Serotonin**. Zunächst wurde
entdeckt, daß nach einer Attacke vermehrt Abbauprodukte
von Serotonin im Urin ausgeschieden werden. Später stellte
sich heraus, daß sich zu Beginn der Attacke mehr Serotonin
im Blut findet und daß Infusionen dieses Stoffes Migränekopf-

schmerzen unterdrücken können; das führte zu der Vermutung, die Serotoninfreisetzung könne ein Versuch des Körpers sein, sich selbst zu helfen. Serotonin kann große Blutgefäße verengen und kleinere und kleinste erweitern, außerdem ist es ein wichtiger Botenstoff im Gehirn (Neurotransmitter). Serotoninhaltige Gehirnzellen finden sich vor allem im Bereich des Hirnstamms. Von dort gibt es Verbindungen zu vielen anderen Hirnregionen und den Gehirngefäßen. Schaltkreise mit Serotonin als Botenstoff sind beteiligt an der **Regulation von Schlaf, Stimmung und Schmerzwahrnehmung**. Sie werden unter anderem durch weibliche Sexualhormone (Östrogene) beeinflußt, deren Menge sich während des weiblichen Zyklus verändert (siehe Seite 136 f). Serotonin wird im Körper vor allem in den Blutplättchen (Thrombozyten) gespeichert und zu Beginn einer Migräneattacke freigesetzt. Auch Rotwein führt zu einer vermehrten Serotoninfreisetzung aus Thrombozyten, die bei Migränepatienten instabiler zu sein scheinen als bei anderen Menschen.

Der Botenstoff oder Neurotransmitter Serotonin ist die Schlüsselsubstanz bei der Migräne

Einen weiteren Hinweis auf die zentrale Rolle von Serotonin beim Ablauf einer Migräneattacke ergab die Entwicklung des neuen Migränemittels Sumatriptan. Sumatriptan ähnelt in seiner chemischen Struktur dem Serotonin; es entfaltet seine Wirkung gegen den Migränekopfschmerz und seine Begleiterkrankungen an ganz speziellen Bindungsstellen (Rezeptoren) von Serotonin an den Hirngefäßen. Von seiner Wirkungsweise her ist es, genauso wie das Zolmitriptan und auch das Ergotamin, ein sogenannter **Serotoninagonist**, das heißt, diese Stoffe stimulieren die Serotoninrezeptoren. Der Vorteil der neuen Migränemittel gegenüber dem Ergotamin ist, daß sie selektiv, das heißt gezielt an den für die Migränekopfschmerzen wichtigen Serotoninrezeptoren wirken. Serotoninagonisten wirken gefäßverengend und können eine Migräneaura nicht beeinflussen.

Hochwirksame Migränemittel setzen an den Bindungsstellen des Serotonins im Gehirn an

Auch die Gefäße selbst, speziell die Gefäßwände (Endothelien), produzieren Substanzen, die möglicherweise für die Migräne von Bedeutung sind. Vor allem das **Stickoxid (NO)** und die für die Produktion von NO in der Gefäßwand zuständige Stickoxidsynthase (NOS) könnten für die Sensibilisierung des trigeminovaskulären Systems und die schmerzhafte Erweiterung und Durchlässigkeit der Hirngefäße eine Rolle spielen.

Auch Gefäßbotenstoffe sind beteiligt

Wie wird eine Migräneattacke behandelt?

Grundsätzliches

Richtige Vorbeugung ist die Vorausset- zung für eine erfolg- reiche Therapie

Zumindest ebenso wichtig wie die richtige Behandlung der Attacken ist die **richtige Vorbeugung.** Schon durch Anpas- sung der individuellen Lebensweise kann mitunter viel er- reicht werden (siehe »Wie können Migräneanfälle ausgelöst werden?«, Seite 35 ff, und »Was können Sie selber zur Vorbeu- gung tun?«, Seite 54 ff). Falls das nicht ausreicht, sollte bei häufigen Attacken eine medikamentöse Vorbeugung versucht werden, um den Schmerzmittelverbrauch zu reduzieren. Un- ter »häufig« werden im allgemeinen mehr als zwei Attacken pro Monat verstanden, eine Vorbeugung kommt bei beson- ders starken und schwer behandelbaren Attacken (siehe »Vor- beugung der menstruellen Migräne«, Seite 63) jedoch auch schon früher in Frage.

Kopfschmerzmittel gezielt anwenden: Migräne oder ande- rer Kopfschmerz?

Die zweite Voraussetzung für eine erfolgreiche Behand- lung des Migräneanfalls ist die **gezielte Anwendung der Kopfschmerzmittel** in der Gewißheit, daß auch wirklich eine Migräneattacke vorliegt oder sich gerade entwickelt. Die mei- sten Patienten kennen ihre Symptome genau und wissen, wann »es« soweit ist. Die Situation kann jedoch anders sein, wenn mehr als eine Kopfschmerzart vorliegt, sehr häufig Schmerzmittel eingenommen oder in großem Ausmaß Ge- nußmittel wie Kaffee oder andere koffeinhaltige Getränke konsumiert werden. Dann ist es nicht mehr so einfach, eine beginnende Migräneattacke von einem Kopfschmerz vom Spannungstyp, einem morgens schon auftretenden Schmerz- mittelkopfschmerz oder einem Koffeinentzugskopfschmerz zu unterscheiden. Manche Patienten nehmen in der Angst, ei- ne beginnende Migräne abfangen zu müssen – zum Beispiel wegen beruflicher oder privater Verpflichtungen –, bei jedem morgendlichen Unwohlsein schon Migränemittel ein und ge- raten so in einen Teufelskreis.

Migränemittel nicht »auf Verdacht« ein- nehmen

Neben der Angst vor dem Anfall spielt hier auch die weit- verbreitete Ansicht eine Rolle, daß man Migränemittel mög- lichst früh, also schon bei den allerersten Anzeichen einer Attacke, einnehmen muß. Diese Empfehlung trifft für

Schmerzmittel zu – sofern es bei den Attacken regelhaft zu starkem Erbrechen kommt – und für das Ergotamin, das selbst zum Erbrechen führen kann. Hier kann die rechtzeitige Einnahme eines Mittels gegen die Übelkeit Abhilfe schaffen. Die neuen Serotoninagonisten haben den Vorteil, daß sie in jeder Phase der Migräneattacke zuverlässig wirken und so die Möglichkeit gegeben ist, länger zuzuwarten und zum Beispiel nichtmedikamentöse Strategien zu versuchen, ohne dabei den Therapieerfolg aufs Spiel zu setzen.

Nichtmedikamentöse Behandlung

Nicht immer sind Medikamente erforderlich. Viele Migränepatienten versuchen, bei leichten Attacken ohne Medikamente auszukommen, und wissen, was ihnen helfen kann. Manche berichten, daß Schlaf den Anfall beendet, besonders wenn die Attacken erfahrungsgemäß nicht allzu lange dauern. Reizabschirmung durch Rückzug in ein verdunkeltes Zimmer kann helfen, gelegentlich auch Kälte- (zum Beispiel Eisbeutel) oder Wärmeanwendung. Manchmal wirken Schläfenmassage bzw. Akupressur lindernd. Ein Spaziergang an der frischen Luft – selten körperliche Betätigung, wie etwa ein Dauerlauf – vermag die Attacke gelegentlich abzufangen. Zum Vasokonstriktions-Biofeedback siehe Seite 155. Diese Maßnahmen sind natürlich nicht in jeder Situation durchführbar oder ausreichend wirksam.

> Schlaf
> Reizabschirmung
> Wärme
> Kälte
> frische Luft
> können in leichten
> Fällen helfen

Behandlung von Übelkeit und Erbrechen

Die Migräne erfaßt auch den Magen-Darm-Trakt: Die Bewegungen der Eingeweide (Peristaltik) sind schon zu Beginn der Attacke gestört, so daß eingenommene Medikamente nicht vollständig aufgenommen (resorbiert) werden. Darüber hinaus kommt es zu Appetitlosigkeit und Übelkeit, in schwereren Fällen auch zum Erbrechen, was eine Tabletteneinnahme unmöglich machen kann. Außerdem verstärken viele Migränemittel diese Beschwerden. Die Behandlung von Übelkeit und Erbrechen sowie der gestörten Peristaltik sollte daher am Beginn einer Attackenbehandlung stehen. In Frage kommen **Metoclopramid** oder **Domperidon**. Beide Medikamente sind als Tropfen erhältlich, Metoclopramid auch als Zäpfchen. Ein

> Schmerzmittel werden besser vom Körper aufgenommen, wenn man zuvor die Übelkeit behandelt

Zäpfchen sollte aus den obengenannten Gründen bei starker Übelkeit oder Erbrechen vorgezogen werden.

Dosierung: Beide Substanzen sind in der Regel gut verträglich, man nimmt 10 bis 20 Milligramm (mg) Domperidon (eine oder zwei Tabletten) oder bis zu 30 Tropfen oder ein Zäpfchen à 20 Milligramm (mg) Metoclopramid. In leichten Fällen, wo die vegetativen Beschwerden im Vordergrund stehen, kann diese Medikation mitunter sogar ausreichend sein.

Bei Kindern sollten beide Medikamente, insbesondere Metoclopramid, möglichst nicht angewendet werden, da vorübergehend unkontrollierte Bewegungen (Dyskinesien) auftreten können, überwiegend im Gesichtsbereich. Diese sind trotz des bedrohlichen Aussehens zwar harmlos, in ausgeprägten Fällen muß der Arzt jedoch ein Gegenmittel geben.

Einfache Schmerzmittel (Analgetika)

Wenn das Mittel gegen die Übelkeit bzw. zur Normalisierung des Verdauungstraktes wirkt, also nach etwa einer Viertelstunde, nehmen Sie ein einfaches Schmerzmittel hinzu. Substanzen wie **Acetylsalicylsäure (ASS)** oder **Paracetamol** gibt es unter zahlreichen Handelsnamen mit und ohne Rezept (siehe Anhang). Sie wirken an den Schmerzrezeptoren (Nozizeptoren) durch Blockierung bestimmter Schmerzüberträgerstoffe (Prostaglandine). Die einfachen Schmerzmittel mit entzündungshemmender Wirkung wie ASS haben jedoch auch eine Wirkung im Zentralnervensystem, wo sie die neurogene Entzündung blockieren. Den Begriff »einfache« Schmerzmittel habe ich gewählt, um sie von anderen, stärkeren Schmerzmitteln aus der Morphinfamilie abzugrenzen. Diese Substanzen wirken bei Kopfschmerzen unzuverlässig und sollten schon aus diesem Grunde anderen Schmerzzuständen vorbehalten bleiben. ASS und Paracetamol sind bei kontrollierter Anwendung sehr gut verträglich. Wegen der guten und raschen Aufnahme sind **Brausetabletten** zu bevorzugen; von ASS gibt es auch eine Kautablette. ASS wirkt im allgemeinen etwas besser als Paracetamol, hat allerdings bei manchen Patienten den Nachteil der stärkeren Magenschleimhautreizung.

Dosierung: Beide Substanzen müssen ausreichend hoch dosiert eingenommen werden, in der Regel sind zwei Tabletten erforderlich. Bei sehr starker Übelkeit nehmen Sie besser ein

Bei leichten und mittelschweren Attacken genügen einfache Schmerzmittel

Ausreichend hoch dosieren!

1000-mg-Zäpfchen (nur von Paracetamol erhältlich) oder zwei Kautabletten (Acetylsalicylsäure). Bei leichten Attacken kann eine Tablette schon ausreichend sein, selten auch nur das Mittel gegen die Übelkeit. **Bei Kindern** genügt manchmal schon eine 100-mg-Tablette ASS; die normale ASS-Tablette enthält 500 Milligramm (mg) des Wirkstoffs, die niedriger dosierte müssen Sie deshalb in der Apotheke ausdrücklich verlangen.

Falls die beiden Substanzen nicht wirken, können andere **Schmerzmittel mit stärkerer entzündungshemmender Wirkung** (NSAID, Nichtsteroidale Anti-Inflammatorische Medikamente) versucht werden, zu denen auch die ASS gehört. NSAID werden traditionell zur Rheumabehandlung eingesetzt, sie haben jedoch ebenso wie ASS auch zentrale Wirkmechanismen. Ebenso wie Paracetamol und ASS frei verkäuflich sind 200-mg-Präparate von **Ibuprofen** (auch als Brausetablette oder Zäpfchen), allerdings reicht diese Dosierung bei der Migräne meist nur bei Kindern oder sehr leichten Attacken aus. Wirksam sind bei Erwachsenen 400 bis 800 Milligramm (mg) Ibuprofen oder **Naproxen** 500 bis 1000 Milligramm (mg) (auch als Zäpfchen), um die wichtigsten Substanzen zu nennen. Bei sehr starken Migräneanfällen wirkt die Acetylsalicylsäure besser, wenn sie intravenös vom Arzt gespritzt wird.

Unerwünschte Nebenwirkungen der Schmerzmittel können **bei regelmäßiger Einnahme** auftreten. Dieses sind im Falle der NSAID (auch ASS) Reizungen der Magen- und Zwölffingerdarmschleimhaut, die bis zu Geschwüren (Ulcera) und Blutungen führen können. Außerdem können Asthmaanfälle oder Überempfindlichkeitsreaktionen der Haut auftreten. Die Substanzen dürfen nicht eingenommen werden bei einer vermehrten Blutungsneigung (ASS), wenn bereits Magen- oder Darmgeschwüre vorliegen oder im letzten Schwangerschaftsdrittel. In der übrigen Schwangerschaft und während der Stillzeit ist in jedem Fall Vorsicht geboten. Paracetamol ist besser verträglich, kann jedoch bei Langzeitanwendung zu Leberschäden führen und sollte bei stark eingeschränkter Nieren- oder Leberfunktion nur unter ärztlicher Aufsicht angewendet werden.

Vorsicht bei Daueranwendung!

Serotoninagonisten

Ergotamine

Ergotamine kommen in der Natur im **Mutterkorn** vor. Das sogenannte Mutterkorn ist ein einzelnes, von Schlauchpilzen infiziertes Getreidekorn; meist handelt es sich bei dem befallenen Getreide um Roggen. Obwohl Ergotamine natürlich vorkommen, sind sie dennoch hochwirksame Substanzen. Im Mittelalter führte der Verzehr mutterkornhaltigen Getreides zu Vergiftungen in weiten Teilen der Bevölkerung.

Ergotamine sind Bestandteil der bis zur Einführung der selektiven Serotoninagonisten bei schweren Attacken überwiegend verwendeten »Migränezäpfchen«. Sie wirken an verschiedenen Typen von Serotoninrezeptoren und **blockieren die neurogene Entzündung;** außerdem wirken sie **gefäßverengend** (vasokonstriktorisch), was ihre Nebenwirkungen (Durchblutungsstörungen) am Herzen und an den Gliedmaßen erklärt. Über diese Nebenwirkungen hinaus haben sie gegenüber den neuen Serotoninagonisten den Nachteil, daß sie über Stimulation von weiteren Rezeptoren die Übelkeit noch verstärken können. Ihrer schlechteren Verträglichkeit steht andererseits der Vorteil entgegen, daß sie länger wirken und die Kopfschmerzen seltener wiederkommen als bei den neuen Substanzen.

Ergotamin ist nur zu Beginn der Attacke wirksam. Es besteht also die Notwendigkeit, möglichst früh zu erkennen, ob eine Migräneattacke »im Anmarsch« ist, ob eine anderweitige Befindlichkeitsstörung vorliegt oder ob sich ein anderer Kopfschmerz (zum Beispiel vom Spannungstyp) entwickelt. In diesem Fall sind Ergotamine wirkungslos und führen zu einer unnötigen Steigerung der eingenommenen Gesamtmonatsdosis oder sogar zum Ergotaminkopfschmerz. Diese Unterscheidung ist nicht immer leicht und kann ungewollt zu vermehrten Problemen führen, wenn Kopfschmerzattacken häufiger auftreten (siehe »Grundsätzliches«, Seite 44 f).

Für die Migränebehandlung wird in der Regel **Ergotamintartrat** verwendet. Die schnellste Wirkung läßt sich durch ein Inhalationsaerosol zum Einatmen erzielen, das wegen der Treibgasvorschriften momentan nur in einigen Bundesländern über die Internationale Apotheke zu beziehen ist. Auch **Zäpfchen** sind gut wirksam, von denen es eine Vielzahl von

Ergotamine sind schlechter verträglich, wirken aber länger als neuere Substanzen

Ergotamine müssen frühzeitig eingenommen werden

Tabletten werden schlecht vom Körper aufgenommen

Präparaten im Handel gibt. Die Einnahme von Ergotaminen in Tablettenform ist wegen der schlechten Aufnahme im Magen-Darm-Trakt weniger zu empfehlen.

Ergotamine können die Übelkeit noch verstärken. Deshalb sollten Sie etwa eine Viertelstunde zuvor ein Mittel gegen die Übelkeit einnehmen (siehe Seite 45 f). Bei ungenügendem Effekt kann die Gabe nach einer Stunde wiederholt werden. Alternativ können ein bis zwei Hübe des Dosieraerosols eingeatmet werden. Die benötigte Dosis ist von Patient zu Patient verschieden und muß individuell ermittelt werden. Manchmal reicht schon ein halbiertes Zäpfchen, und eine höhere Dosierung wird als unangenehm empfunden.

Mittel gegen Übelkeit nicht vergessen

Dosierung: Ergotamine sind hochwirksame Substanzen, bei denen die vorgeschriebenen Höchstmengen unbedingt eingehalten werden müssen. Die Höchstdosis für eine Attacke oder für einen bis zwei Tage liegt bei 4 Milligramm (mg) Ergotamintartrat. Auf keinen Fall sollen regelmäßig mehr als 20 Milligramm (mg) Ergotamintartrat pro Monat verwendet werden. Falls diese Menge erreicht wird, ist ein Gang zum Arzt zur Besprechung anderer Maßnahmen unbedingt erforderlich.

Monatshöchstdosis beachten!

In den USA populärer als bei uns ist das **Dihydroergotamin**, das dort als Hautspritze und, ebenso wie in der Schweiz, als Nasenspray verfügbar ist. Die Injektion von 1 Milligramm (mg) ist in der Wirkung etwa der Sumatriptanspritze vergleichbar, sie setzt jedoch später ein und ist häufiger von Übelkeit begleitet, hält andererseits aber länger vor. 1 Milligramm (mg) in die Nase gesprüht, hat von der Anwendungsform her Vorteile, ist jedoch weniger zuverlässig wirksam. In sehr schweren Fällen kann der Arzt auch ein bis zwei Milligramm in den Muskel oder in die Vene spritzen.

Ergotamine dürfen bei Bluthochdruck, Gefäßerkrankungen, starker Einschränkung der Nierenfunktion und in der Schwangerschaft sowie während der Stillzeit nicht angewendet werden. **Bei regelmäßiger Anwendung** von Ergotaminpräparaten können ausgeprägte **Nebenwirkungen** auftreten (Schmerzmittelkopfschmerz, Durchblutungsstörungen an den Gliedmaßen und am Herzen).

Nicht anwenden bei Gefäßkrankheiten

Sumatriptan und ähnliche Substanzen

Eine bedeutende Verbesserung der Attackentherapie stellte die Entwicklung des selektiven Serotoninagonisten Suma-

Ein selektiver Serotoninagonist

triptan dar. Sumatriptan ist von seiner chemischen Struktur her dem körpereigenen Botenstoff Serotonin sehr ähnlich. Es wirkt nur an bestimmten Bindungsstellen des Serotonins und verengt bestimmte Gehirngefäße, insbesondere kleine Verbindungsgefäße zwischen Gehirnarterien (Schlagadern) und Gehirnvenen, die sogenannten arteriovenösen Anastomosen. Wie Ergotamin blockiert es die neurogene Entzündung. Sumatriptan ist als Tablette, Hautspritze, Zäpfchen und Nasenspray verfügbar.

Sumatriptan nicht zu früh und nicht während der Aura anwenden

Sumatriptan wirkt ebensogut auf den Migränekopfschmerz wie auf die Begleiterscheinungen Übelkeit und Erbrechen. Die zusätzliche Einnahme von weiteren Substanzen ist somit nicht notwendig; zudem wirkt Sumatriptan **zu jedem Zeitpunkt einer Attacke**, auch auf ihrem Höhepunkt. Dies ist besonders wichtig für Patienten, die schon morgens mit starker Migräne aufwachen und denen Ergotamine nicht mehr helfen. Bei heftiger Übelkeit oder Erbrechen sollte allerdings keine Tablette, sondern eine der anderen Zubereitungen gewählt werden. Ein Nachteil im Vergleich zum Ergotamin liegt in der **relativ kurzen Wirkdauer** der Substanz, so daß

Der Kopfschmerz kann wiederkommen

bei etwa 40 Prozent der Patienten die Kopfschmerzen innerhalb von 8 bis 12 Stunden wieder auftreten können und eine zweite Dosis erforderlich ist. Mit Sumatriptan kann man der Migräne nicht vorbeugen, zum Beispiel verhindert es den Migränekopfschmerz nicht, wenn es schon während der Auraphase genommen wird.

Verschiedene Zubereitungsformen gezielt einsetzen

Anwendungsformen und Dosierung: Die zuverlässigste Wirkung ist mit der Hautspritze zu erzielen, die schnellste mit der Hautspritze oder dem Nasenspray. Das Zäpfchen liegt in der Wirkung zwischen Spritze und Tablette. In der Regel wird zuerst die Tablette versucht. Wenn die Wirkung nach zwei Stunden nicht ausreichend ist oder der Kopfschmerz wieder stärker wird, kann eine zweite Dosis genommen werden. Die Höchstdosis pro 24 Stunden liegt bei drei 100-mg-Tabletten bzw. zwei Hautspritzen, Zäpfchen oder Nasenspray-Anwendungen. Oft ist jedoch schon eine 50-mg-Tablette ausreichend. Besteht starke Übelkeit oder Erbrechen, hat die Hautspritze oder das Zäpfchen von der Anwendungsform her Vorteile, da die Wirksubstanz aufgenommen werden kann, auch wenn der Magen-Darm-Trakt gestört ist.

Sumatriptan ist als neuentwickelte und zugelassene Substanz sehr gut untersucht. Seine **unerwünschten Begleitef-**

fekte sind gering und vorübergehend. Sie treten wegen der schnelleren Anflutung im Blut bei der Spritze stärker in Erscheinung. Hierzu zählen ein Schweregefühl an Armen und Beinen oder am ganzen Körper, Hitzewallung, Müdigkeit, leichter Schwindel oder Kribbelempfindungen am Körper. Auch kann ein schmerzhaftes Enge- und Druckgefühl in der Brust auftreten, wofür wahrscheinlich Muskelreaktionen der Speiseröhre verantwortlich sind. Bei der Hautspritze kann es zusätzlich zu einem Brennen an der Einstichstelle kommen. Sumatriptan wirkt zwar ganz überwiegend an den Hirngefäßen, hat jedoch auch eine gewisse Wirkung auf die Gefäße am Herzen und an den Gliedmaßen. Bei Menschen mit gesunden Blutgefäßen ist dies völlig harmlos, bei Patienten mit Zustand nach Herzinfarkt, Angina pectoris oder Durchblutungsstörungen der Gliedmaßen (»Schaufensterkrankheit«, Morbus Raynaud) muß die Anwendung unterbleiben.

Anwendungseinschränkung: In Einzelfällen – fast immer bei Überdosierung oder in Fällen, wo die Anwendung der Substanz nicht erlaubt ist – wurden Nebenwirkungen in Form von Herzrhythmus- oder Durchblutungsstörungen beobachtet. Zur Sicherheit darf die erste Anwendung einer Hautspritze daher nur in Gegenwart eines Arztes erfolgen. Wenn ein Druckgefühl über dem Herzen auftritt, sollte (ebenso wie bei der Anwendung von Ergotamin) ein EKG und später ein Belastungs-EKG geschrieben werden, um verborgene Anzeichen einer Gefäßerkrankung am Herzen zu entdecken, bei der Sumatriptan nicht angewendet werden darf. Wenn Sie zwar nicht herzkrank sind, jedoch eindeutige Risikofaktoren für eine solche Erkrankung aufweisen (wie langjährigen hohen Blutdruck, hohen Nikotinkonsum, deutliches Übergewicht, Fettstoffwechselstörungen, Zuckererkrankung oder Verwandte mit Herzinfarkt), wird Ihr Arzt ebenfalls ein EKG bzw. ein Belastungs-EKG durchführen, bevor er Ihnen Sumatriptan verschreibt. Eine Anwendung ist außerdem nicht erlaubt bei nicht oder schlecht behandeltem hohen Blutdruck, in der Schwangerschaft, während der Stillzeit sowie bei Patienten unter 18 und über 65 Jahren (da für diese Altersgruppen noch keine Studien existieren).

Wegen möglicher **Arzneimittelwechselwirkungen** darf Sumatriptan nicht zugleich mit Ergotaminen, bestimmten Antidepressiva (MAO-Hemmer, selektive Serotoninwiederaufnahmehemmer SSRI) sowie Lithium angewendet werden.

Nicht anwenden bei Gefäßkrankheiten

Besserung der
Lebensqualität

Sumatriptan ist ein sehr gut wirksames und unter Beachtung der Anwendungsbeschränkungen sicheres Medikament, das vielen Patienten eine deutliche Besserung ihrer Lebensqualität ermöglicht. Allein die Gewißheit, daß eine wirksame Substanz im Notfall zur Verfügung steht, läßt viele Dinge entspannter angehen.

Andere Substanzen vom Triptantyp:

Die neuen Medikamente aus der Sumatriptan-Familie können niedriger dosiert werden und sollen bei besserer Verträglichkeit länger wirken

Zolmitriptan ist chemisch ähnlich wie Sumatriptan und wurde mit dem Ziel entwickelt, noch spezifischere, länger wirksame und besser verträgliche Migränemittel herzustellen. Da es vom Verdauungstrakt besser ins Blut aufgenommen wird als Sumatriptan, ist die erforderliche Dosis deutlich niedriger (2,5-mg-Tablette). Sein Wirkmechanismus entspricht dem von Sumatriptan; anders als dieses kann Zolmitriptan jedoch die Blut-Hirn-Schranke überschreiten und so auch zentral, das heißt im Zentralnervensystem selbst, seine Wirkung entfalten. In ersten Studien deutete sich an, daß es bei gleicher oder sogar besserer Verträglichkeit zumindest genausogut wirkt wie Sumatriptan und das Wiederauftreten der Kopfschmerzen etwas seltener ist (33 Prozent gegenüber 40 Prozent). Bei unzureichender Wirkung kann nach zwei Stunden eine weitere Tablette eingenommen werden. Bisher steht nur die Tablettenform zur Verfügung, ein Nasenspray ist in der Entwicklung.

Die vor der Zulassung stehenden Substanzen

Naratriptan, **Rizatriptan** und **Eletriptan** (Tabletten) sowie **Alnitidan** (Hautspritze, Nasenspray) gehören ebenfalls zur Sumatriptan-Familie und zielen auf Minimierung der Dosis, bessere Verträglichkeit und Verlängerung der Wirkdauer.

Vorsicht bei Kombinationspräparaten

Die Daueranwendung von Kopfschmerzmitteln kann selbst Kopfschmerzen hervorrufen. Dies gilt insbesondere für **Präparate mit mehreren verschiedenen Wirkstoffen**. Trotz theoretischer Vorteile ist es nicht erwiesen, daß feste Kombinationen von mehreren Substanzen mehr helfen als die Einzelstoffe, im Gegenteil, die Therapie wird nur unnötigerweise unübersichtlich. Diese Beobachtungen führten dazu, daß mehrere besonders schädliche und noch dazu unsinnige Bestandteile von Kombinationspräparaten vom Markt genommen wurden.

Kombinationen helfen nicht besser als die Einzelstoffe

Momentan verfügbare Kombinationspräparate gibt es vor allem im Bereich einfache Schmerzmittel und Ergotamine. Sie enthalten zusätzlich zum Beispiel andere Schmerzmittel oder Mittel gegen Übelkeit und Erbrechen. Es wäre allerdings weitaus sinnvoller, die Einzelsubstanzen nacheinander einzunehmen, wie oben empfohlen. Mit Schmerzmitteln kombiniert werden auch **Kodein**, ein leicht schmerzlindernder Inhaltsstoff des Opiums mit hustendämpfender Wirkung, der bei Daueranwendung zu Gewöhnung führen kann, **Antihistaminika** (Mittel gegen Allergien, die auch beruhigend wirken und gegen Übelkeit helfen) oder Mittel gegen krampfartige Schmerzen (**Spasmolytika**). **Koffein** ist häufig mit Ergotaminen kombiniert. Es wirkt wie andere Migränemittel gefäßverengend und soll als Zusatz bei Tabletten die Aufnahme von Ergotamin im Magen-Darm-Trakt verbessern. Manche Migränepatienten schätzen seine anregende Wirkung, neuere Untersuchungen deuten darüber hinaus auf einen eigenen schmerzlindernden Effekt des Koffeins hin. Die angenehm anregende Wirkung kann allerdings ein Grund sein, schon bei leichtem Unwohlsein zur Migränetablette oder zum Zäpfchen zu greifen, obwohl eigentlich keine richtige Attacke droht. So ist ein getrennter Einsatz sinnvoller und eine Tasse starker Kaffee unter Umständen genauso erfolgreich. Manche Patienten berichten, eine Attacke gelegentlich durch einen **starken Kaffee**, unter Umständen zusammen **mit Zitronensaft**, abfangen zu können. Bei anderen Patienten jedoch behindert das Koffein in einer festen Kombination den gewünschten Schlaf. Rundweg abzulehnen sind Beruhigungs- und Schlafmittel wie **Benzodiazepine** als fester Bestandteil von Schmerzmitteln. Über die Tatsache hinaus, daß Müdigkeit oder Schlaf je nach Situation nicht immer erwünscht bzw. möglich ist, können sie bei Dauergebrauch Abhängigkeit und beim Absetzen zum Teil schwere Entzugserscheinungen hervorrufen.

Somit ist generell Monopräparaten (Präparaten mit nur einem Wirkstoff) der Vorzug zu geben. Wenn Ihr Arzt ein anderes Präparat verschreibt, sollte er Ihnen erklären, warum. Die wichtigsten Monopräparate sind im Anhang aufgeführt.

Manche Bestandteile von Kombinationspräparaten wären einzeln sinnvoller, andere bergen die Gefahr der Gewöhnung

Monopräparate vorziehen

Was können Sie selber zur Vorbeugung tun?

Auslöser erkennen Häufung von Triggerfaktoren vermeiden

Die meisten Migränepatienten kennen die für sie gültigen **Auslösemechanismen** und richten sich danach (siehe »Wie können Migräneanfälle ausgelöst werden?«, Seite 35 ff). In Zweifelsfällen kann ein Kopfschmerztagebuch bei der Suche nach Auslösern weiterhelfen. Häufungen von »Triggerfaktoren« sind – sofern möglich – zu vermeiden.

Entspannung lernen Mit Streß richtig umgehen

Wichtig ist es, zu mehr **Gelassenheit** zu finden, denn auch die überängstliche Erwartung einer Attacke, »wenn sie unter gar keinen Umständen kommen darf«, kann die Auslösung provozieren. Hier können das Erlernen einer Entspannungstechnik oder Biofeedback-Methode und verhaltenstherapeutische Maßnahmen wie das Streßbewältigungstraining oder die sogenannte kognitive Therapie sehr sinnvoll sein, um mit dem »inneren Streß« umgehen zu lernen oder überhöhte Leistungsansprüche zurückzuschrauben (siehe »Kopfschmerzbehandlung ohne Medikamente«, Seite 151 ff). Vielen Patienten gibt auch das Wissen um eine wirksame Attackentherapie (für den gezielten Einsatz in der Hand- oder Hosentasche) die nötige Sicherheit und Gelassenheit in kritischen Phasen. Werden Sie Ihr eigener Kopfschmerzexperte, und lernen Sie, diese Hilfsmittel für sich persönlich optimal zu nutzen!

Genußmittel in Maßen genießen

Auch die **allgemeine Lebensführung** kann dazu beitragen, die Kopfschmerzhäufigkeit zu vermindern. An erster Stelle zu nennen sind der Verzicht auf übermäßigen Genuß von Alkohol, Nikotin und Koffein sowie die Sorge für einen geregelten Schlaf-Wach-Rhythmus. Hierbei kann es erforderlich sein, auch am Wochenende und an Feiertagen früh aufzustehen oder sich bei der Planung von Reisen nach den eingespielten Schlafgewohnheiten zu richten. Vorhersehbare Überforderungssituationen sollten vermieden werden, hier ist frühzeitige und realitätsgerechte Planung wichtig. Regelmäßige sportliche Betätigung ohne überhöhten Ehrgeiz ist ebenfalls hilfreich, zum Beispiel Schwimmen, Jogging, Radfahren.

Für einen geregelten Tagesablauf sorgen

Überforderung frühzeitig erkennen Sportlich sein ohne falschen Ehrgeiz

Wenn sich die Migräne im Zusammenhang mit der **Einnahme von Medikamenten** verändert, gibt der Beipackzettel und im Zweifelsfall der Hausarzt Auskunft über einen möglichen Zusammenhang. Die Medikation sollte allerdings nur nach Rücksprache mit dem behandelnden Arzt geändert werden, um andere Nachteile zu vermeiden. **Auf keinen Fall dürfen Kopfschmerzmittel regelmäßig eingenommen werden, da sie bei Dauergebrauch den Schmerz unterhalten.**

Migräne-Vorbeugung ohne Medikamente

10 Tips der Deutschen Migräne- und Kopfschmerzgesellschaft:

1. Gewöhnen Sie sich einen regelmäßigen Schlaf-Wach-Rhythmus an, und behalten Sie diesen auch am Wochenende bei; denn Änderungen können eine Migräneattacke auslösen.
2. Vermeiden Sie Ihre persönlichen Migräneauslöser (z.B. bestimmte Nahrungsmittel). Das ist nicht nur gut für Ihren Kopf, Sie leben auch insgesamt gesünder.
3. Meiden Sie Saunabesuche. Die starken Temperaturschwankungen können eine Attacke auslösen. Bringen Sie Ihren Kreislauf anderweitig auf Trab (Punkt 4).
4. Treiben Sie gesunden Sport (Spazierengehen, Joggen, Wandern, Radfahren, Schwimmen). Das hilft beim Entspannen.
5. Hetzen Sie nicht in den Urlaub. Gönnen Sie sich einen kleinen »Vorurlaub« und treffen Sie geruhsam die letzten Vorbereitungen. Ihr Kopf wird es Ihnen danken!
6. Planen Sie Ihren Tagesablauf. Aber planen Sie nur Dinge, die Sie wirklich an einem Tag schaffen können. Oft kommt der Kopfschmerz unverhofft, vor allem aber bei denen, die sich selbst zuviel zugemutet haben.
7. Lernen Sie, »nein« zu sagen. Lassen Sie sich nicht zu Dingen drängen, die Sie nicht tun wollen. Das bringt Sie nur unnötig in Streß.
8. Brauchen Sie wirklich so viele Prinzipien? Die mögen zwar helfen – aber lassen Sie öfter mal fünf gerade sein.
9. Bitte keinen 48-Stunden-Tag! Überfordern Sie sich nicht. Lassen Sie die Dinge einfach liegen, wenn sie Ihnen zuviel werden. Nicht »Was du heute kannst besorgen ...«, sondern: »Morgen ist auch noch ein Tag«!
10. Bitte mehr genießen! Dazu bedarf es keiner Erklärung – Sie leben nur einmal!

Wenn die Attacken dennoch zweimal im Monat oder häufiger auftreten, trotz sinnvoller Therapieversuche sehr stark sind bzw. unzumutbar lange dauern, ist der Versuch einer medikamentösen Vorbeugung lohnenswert.

Vorbeugung mit Medikamenten

Grundsätzliches

Eine Heilung der
Migräne ist auch mit
Medikamenten nicht
möglich

Bei der Vorbeugung (Prophylaxe) mit Medikamenten sind verschiedene Dinge zu beachten, damit es keine vorhersehbaren Enttäuschungen gibt. Die Migränedisposition selbst ist nicht »heilbar«, die Medikamente können die Veranlagung lediglich dämpfen bzw. unterdrücken. Ein völliges Verschwinden der Migräneattacken unter prophylaktischer Therapie stellt eher die Ausnahme dar und kann nicht erwartet werden. Die heute verfügbaren Substanzen reduzieren bei 30 bis 70 Prozent der Patienten die Attackenhäufigkeit um mindestens 50 Prozent. Auch kann die Schwere der Anfälle bei bis zu zwei Drittel der Patienten reduziert werden; diese leichteren Attacken sind dann der Akutbehandlung besser zugänglich.

Eine prophylaktische Behandlung ist im allgemeinen wirkungslos, wenn sich der Migräne ein Schmerzmittelkopfschmerz überlagert hat. Wenn Sie also täglich oder fast täglich Kopfschmerzmittel einnehmen, lesen Sie weiter auf Seite 110 ff.

Die Wirkung kann
auf sich warten
lassen

Die vorbeugende Wirkung setzt nicht sofort ein, sondern beginnt in der Regel erst nach einigen Wochen und ist erst noch später voll ausgeprägt. Die Nebenwirkungen der Substanzen sind dagegen schon eher zu spüren, sofern sie auftreten. Sie sind in der Regel harmlos, eine ausführliche Aufklärung vorher durch den Arzt kann unnötige Sorgen vermeiden helfen. Da die benötigte Dosierung individuell verschieden sein kann und die Begleiterscheinungen bei diesem Vorgehen weniger ausgeprägt sind, wird die Dosis langsam, also »einschleichend« erhöht. Für die Beurteilung des Therapieerfolgs ist somit etwas Geduld erforderlich. Manchmal ist der Therapieerfolg erst anhand der Eintragungen in den Kopfschmerzkalender richtig erkennbar, diese zusätzliche Mühe über einige Monate lohnt sich also. Die endgültige Dosierung richtet sich nach dem Therapieerfolg und den (individuellen) Nebenwirkungen.

Auch bei einem guten Erfolg sollte je nach Präparat nach einem halben bis einem Jahr ein Absetzversuch gemacht werden; da die Migräne sehr variabel verlaufen kann, ist eine Vorbeugung möglicherweise gar nicht mehr erforderlich. Wenn die Kopfschmerzen wieder zunehmen, wird die ursprüngliche Dosis wieder angesetzt. Hat eine Substanz keinen Erfolg, kann mit den gleichen Erfolgsaussichten eine andere versucht werden.

Bei Erfolg Absetzversuch nach einem halben bis einem Jahr

Das ideale Mittel zur Migränevorbeugung sollte sowohl die Häufigkeit als auch die Stärke von Migräneattacken reduzieren und außerdem auf lange Sicht gut verträglich und kostengünstig sein. Leider haben sich optimal verträgliche und kostengünstige homöopathische Medikamente in modernen Studien zur Migränevorbeugung nicht als besser wirksam erwiesen als Placebos, also Scheinmedikamente. Unter Anwendung der genannten Kriterien ist das Verhältnis von Nutzen zu Nachteilen am besten bei bestimmten Betablockern und Kalziumantagonisten. Aber auch andere Substanzen sind erfolgversprechend und sollten individuell eingesetzt werden. Dabei kann man sich gezielt auch deren andere Wirkungen zunutze machen: Betablocker sind geeignet bei ängstlichen oder nervösen Patienten oder solchen mit hohem Blutdruck, Flunarizin bei Migränikern mit Schlafstörungen oder Appetitlosigkeit, Valproinsäure bei gleichzeitiger Epilepsie, Magnesium bei Migränikerinnen in der Schwangerschaft oder während der Stillzeit oder solchen mit chronischer Verstopfung.

Gezielter Einsatz der Substanzen

Betarezeptorenblocker

Sogenannte Betablocker gelten heute gemeinhin als Mittel der ersten Wahl, sie wirken jedoch nur bei etwa 65 Prozent der Patienten. Sie blockieren die körpereigenen Überträgerstoffe an den Betarezeptoren des sympathischen Nervensystems. Diese Rezeptoren gibt es vorwiegend an der Muskulatur des Herzens sowie an der glatten Muskulatur der Gefäße, der Bronchien und des Darmtraktes. Betablocker werden seit vielen Jahren erfolgreich in der Therapie von Bluthochdruck, Erkrankungen der Herzkranzgefäße sowie bei Herzrhythmusstörungen eingesetzt. Auch im zentralen Nervensystem gibt es Betarezeptoren. Über ihre Herz-Kreislauf-Effekte hinaus

Betablocker wirken auf das sympathische Nervensystem

zeigten sich die Betablocker ebenfalls wirksam bei Erkrankungen des Nervensystems wie Zittern (Tremor), Angsterkrankungen und eben Kopfschmerzerkrankungen. Der genaue **Wirkmechanismus** des vorbeugenden Effektes ist nicht bekannt, vermutlich werden zentrale Bahnen des sympathischen Nervensystems und Botenstoffe wie Serotonin und Noradrenalin beeinflußt.

Betablocker müssen regelmäßig und einschleichend genommen werden

Es gibt eine fast unübersichtliche Vielfalt von Betablockern, von denen viele, aber nicht alle gegen Migräne helfen. Die wichtigsten Substanzen sind **Metoprolol** und **Propranolol**. Ersteres wirkt etwas gezielter und hat im allgemeinen weniger unerwünschte Nebenwirkungen. Die wichtigsten Grundsätze zur medikamentösen Migränevorbeugung wurden oben aufgezeigt. Die Betablocker werden regelmäßig und einschleichend eingenommen. Viele Patienten berichten über eine vorbeugende und den einzelnen Anfall abschwächende Wirkung schon innerhalb von zwei Wochen, eine endgültige Beurteilung der Wirksamkeit ist jedoch frühestens nach acht Wochen möglich. Bei manchen Migränikern kommt es in der Anfangsphase der Therapie vorübergehend zu einer Verschlimmerung der Migräne.

In der Regel beginnt man mit der Einnahme von 50 Milligramm (mg) Metroprolol abends, was bei einigen Patienten bereits einen Effekt hat. Frauen mit niedrigem Blutdruck und Schwindelbeschwerden sollten mit der halben Dosis beginnen. Die übliche **Dosierung** liegt zwischen 100 und 150 mg Metoprolol (Spannbreite 50 bis 200 mg) bzw. 120 bis 200 mg Propranolol (Spannbreite 40 bis 240 mg) pro Tag. Die Dosis wird schrittweise erhöht, zum Beispiel in wöchentlichem Abstand.

Betablocker sind nicht für jeden geeignet

Anwendungsbeschränkungen: Betablocker dürfen nicht angewendet werden bei höhergradigen Überleitungsstörungen am Herzen, einem sehr langsamen Puls (Bradykardie), Durchblutungsstörungen an Armen oder Beinen sowie unbehandelter Herzschwäche, Impotenz, Schlafstörungen, schweren Erkrankungen der Atmungsorgane und Diabetes. Auch bei Leistungssportlern kann eine Anwendung nicht empfohlen werden. Nicht alle Patienten vertragen Betablocker. Gerade bei Menschen, die von Natur aus einen niedrigen Blutdruck oder eine niedrige Herzfrequenz haben, können nach dem Aufstehen

Müdigkeit oder Schwindelgefühle auftreten oder sich verstärken. In diesen Fällen kann die Medikation nur sehr langsam und in kleinen Schritten gesteigert werden. Bei Propranolol können Kältegefühle in Armen und Beinen auftreten. Gelegentlich auftretende Schlafstörungen können durch Umverteilung der Dosis meist vermieden werden. In der Regel verschwinden diese Anfangsbeschwerden mit der Zeit und werden bei guter Vorbeugewirkung auch in Kauf genommen. Sportliche Betätigung, wie Radfahren, Schwimmen und Dauerlauf, aktiviert den Kreislauf zusätzlich und unterstützt die vorbeugende Wirkung.

Bei gutem Erfolg sollte die Medikation für **mindestens sechs bis zwölf Monate** regelmäßig eingenommen werden. Danach kann ein **ausschleichender Absetzversuch** gemacht werden. Bei abruptem Absetzen von Betablockern nach längerer Einnahme können unangenehme »Rebound«-Nebenwirkungen (zum Beispiel Herzrasen) auftreten, da sich das vegetative Nervensystem auf das Medikament eingestellt hat und langsam »entwöhnt« werden muß. Auch **bei Kindern** werden die beiden Betablocker (in niedrigerer Dosis) eingesetzt.

Niemals schlagartig absetzen!

Kalziumantagonisten

Wenn Betablocker nicht eingenommen werden können, schlecht vertragen werden oder nicht helfen, sind Kalziumantagonisten, speziell das **Flunarizin**, die beste Alternative. Kalziumantagonisten hemmen an den Zellen, insbesondere den Zellen der Gefäßmuskelwände, den Einstrom von Kalzium. Im Zentralnervensystem werden verschiedene Botenstoffe beeinflußt (Dopamin, Serotonin, Histamin, Noradrenalin). Auch ein zellschützender Effekt wird diskutiert. Bewiesen ist eine Migränewirkung vor allem für das Flunarizin. In Vergleichsstudien hat sich sein Effekt als dem der Betablocker ebenbürtig erwiesen. Die **Dosis** beträgt ein oder zwei Kapseln (Frauen 5, Männer 10 mg) abends.

Kalziumantagonisten wirken ähnlich gut wie Betablocker

Flunarizin wird im allgemeinen gut vertragen. Bei jungen Frauen ist der unangenehmste **Nebeneffekt** Müdigkeit und eine Zunahme des Körpergewichtes mit oder ohne Appetitsteigerung. Wenn schon erhebliches Übergewicht vorliegt, sollte eine Anwendung unterbleiben. Bei älteren Menschen wurden gelegentlich Depressionen oder parkinsonähnliche Bewe-

Nicht anwenden bei Übergewicht, Depression oder Bewegungsstörung

gungsstörungen (Verlangsamung der Bewegungsabläufe, Muskelsteifigkeit, Händezittern) beobachtet. Daher sollte Flunarizin vorsichtshalber nicht angewendet werden, wenn eine depressive Erkrankung oder eine Bewegungsstörung vorliegt oder vorlag oder wenn eine familiäre Belastung dafür besteht. Frauen, aber auch Männern jenseits des sechzigsten Lebensjahres wird in der Regel nur eine Kapsel abends gegeben, ansonsten zwei. Bei Auftreten entsprechender Nebenwirkungen wird die Therapie sofort beendet.

Die volle Wirkung ist erst nach etwa acht Wochen spürbar

Der Wirkeffekt von Flunarizin kann einige Zeit auf sich warten lassen, vor einer Therapiedauer von acht Wochen ist keine endgültige Beurteilung der Wirksamkeit möglich.

In den letzten Jahren wurden auch Therapieerfolge mit dem atypischen Kalziumantagonisten **Cyclandelat** berichtet. Es scheint bei bis zu zwei Dritteln der Patienten zu helfen und in seinem Effekt den Betablockern vergleichbar zu sein. Auch hier ist die Wirkung meist erst nach zwei Monaten zu sehen. Die Dosis beträgt dreimal 400 oder zweimal 800 Milligramm (mg).

Neuer Kalziumantagonist ist gut verträglich

Ein Vorteil der Substanz scheint ihre gute Verträglichkeit zu sein, bei Depressionen oder Bewegungsstörungen sollte sie nicht genommen werden. In hoher Dosis kommt es gelegentlich zu leichter Übelkeit, Müdigkeit oder Kribbelerscheinungen an Armen oder Beinen. Die Substanz ist, anders als die Betablocker und Flunarizin, auch ohne Rezept in der Apotheke erhältlich, allerdings als neuentwickeltes Produkt relativ teuer.

Magnesium

Magnesiummangel bei Migräne?

Neuere Studien haben gezeigt, daß sich in Blut, Blutzellen, Speichel, Nervenwasser und in der Hirnrinde von Migränikern weniger Magnesium nachweisen läßt als bei Kontrollpersonen. In Laboruntersuchungen rufen Magnesiummangelzustände außerdem Phänomene hervor, die wahrscheinlich auch bei der Migräneentstehung eine Rolle spielen. Die bisher vorliegenden Studien legen eine **Wirksamkeit in hoher Dosierung** nahe (600 Milligramm bzw. 24 Millimol pro Tag). Bei bestätigter Wirksamkeit kommt Magnesium der Vorstellung vom idealen Prophylaktikum sehr nahe (einzige Nebenwirkungen: Stuhlerweichung, Durchfall, Magenreizung; nicht anwenden bei Einschränkung der Nierenfunktion), so daß ein Therapieversuch gerechtfertigt erscheint. Ein möglicher Effekt ist nach vier bis acht Wochen erkennbar. Magnesiumpräparate sind unter anderem in der Apotheke rezeptfrei erhältlich. Sie sollten jedoch auf eine ausreichend hohe Dosierung achten. Auch die chemische Verbindung von Magnesium spielt eine Rolle; so sind Magnesiumcarbonat-Mittel in hoher Dosis weniger gut bekömmlich.

Hohe Dosierung erforderlich

Schmerzmittel mit entzündungshemmender Wirkung

In den letzten Jahren wurden viele Studien mit verschiedenen Substanzen aus der Gruppe der **NSAID** (siehe Seite 47) durchgeführt. Eine Wirkung scheint zu bestehen, allerdings gibt es derzeit wegen der zu erwartenden Nebenwirkungen bei Langzeittherapie keine Dosierungsempfehlung. Substanzen wie **Ibuprofen** oder **Naproxen** kommen daher eher zur Kurzzeitprophylaxe wie bei der menstruellen Migräne oder dem Ergotaminentzugskopfschmerz in Frage.

Einsatz zur Kurzzeitprophylaxe

Amitriptylin

Amitriptylin bietet sich an bei sehr häufigen Attacken, beim Kombinationskopfschmerz (also gleichzeitig vorliegendem chronischen Kopfschmerz vom Spannungstyp, siehe Seite 76) und zur Vorbeugung von Entzugskopfschmerzen beim Schmerzmittelkopfschmerz (nicht selten bei Migräne). Nähere Informationen zu Amitriptylin finden Sie auf Seite 74 f.

Günstig bei Kombinations- und Entzugskopfschmerz

Substanzen für schwierige Fälle

Andere vorbeugend wirksame Substanzen bleiben schweren Fällen und in der Regel einer Behandlung durch Neurologen oder Kopfschmerzspezialisten vorbehalten. Da Nebenwirkungen häufiger auftreten können, ist vor der Anwendung gründlich zu überlegen, ob die übrigen nichtmedikamentösen und medikamentösen Möglichkeiten ausgeschöpft sind. Um die bisher genannten Substanzen als für Sie »unwirksam« zu beurteilen, müssen Dauer der Anwendung und genaue Dosis bekannt sein (Kopfschmerztagebuch!).

Einsatz durch Neurologen und Kopfschmerzspezialisten

Mittel gegen Epilep-
sie blockiert auch
neurogene Entzün-
dung

Salze der Valproinsäure werden seit vielen Jahren zur Vorbeugung epileptischer Anfälle eingesetzt. Sie wirken an den Bindungsstellen eines körpereigenen Überträgerstoffes, der Gamma-Amino-Buttersäure (GABA). GABA hat Einfluß auf den Schlaf-Wach-Rhythmus, die Ausschüttung von Hormonen und schmerzkontrollierende Zellverbände im zentralen Nervensystem. **Valproat** kann die neurogene Entzündung beim Migränekopfschmerz blockieren. Dosierungen von 500 bis 1500 Milligramm (mg) haben sich als wirksam erwiesen. Patienten mit Lebererkrankungen dürfen dieses Medikament nicht einnehmen. Gelegentlich kommt es in Abhängigkeit von der Dosis zu Gewichtszunahme, Müdigkeit, Händezittern oder vorübergehendem Haarausfall. Die Behandlung erfolgt einschleichend und gehört wegen der notwendigen Blutkontrollen und der Therapieüberwachung in die Hände eines Neurologen oder Kopfschmerzspezialisten.

Gegenspieler des
Serotonins wirken
auf verschiedene
Botenstoffe

Serotoninantagonisten sind Gegenspieler des Serotonins. Sie beeinflussen auch andere Botenstoffe wie Substanz P, Histamin, Dopamin und Noradrenalin. **Pizotifen** wirkt etwa so gut wie Betablocker und Flunarizin und wurde früher häufig verabreicht. Die Nebenwirkungen können bei langsamer Dosissteigerung gut kontrolliert werden, häufig sind Müdigkeit und Appetitsteigerung mit Gewichtszunahme. Die Enddosis beträgt dreimal 0,5 Milligramm (mg) pro Tag. **Methysergid** darf wegen möglicher Nebenwirkungen nicht länger als drei Monate eingenommen werden und wird eher beim Cluster-Kopfschmerz eingesetzt (siehe Seite 77 ff), die Dosierung bei der Migräne beträgt zwischen 2 und 6 mg am Tag. Auch **Lisurid** (dreimal 0,025 mg einschleichend) oder **Dihydroergotamin** (5 bis 10 mg, nicht zusammen mit Betablockern, Gefahr des Ergotamin-Dauerkopfschmerzes) wird gelegentlich von Spezialisten eingesetzt.

Vorbeugung der menstruellen Migräne

Kurzzeitprophylaxe
über einige Tage

Die üblichen Migräneprophylaktika sind bei der menstruellen Migräne oft nur wenig hilfreich, Therapieversuche mit Hormonpflastern oder Hormontabletten verliefen bisher nicht zufriedenstellend. Eine Vorbeugung ist dann zu empfehlen, wenn die Attacke länger als drei Tage dauert bzw. die oben dargelegten Möglichkeiten der Akuttherapie nicht ausreichen. Am erfolgversprechendsten ist die tägliche Einnahme eines Schmerzmittels mit entzündungshemmender Wirkung zwei Tage vor bis einen Tag nach der Periode. In Frage kommen **Naproxen** zweimal 500 Milligramm (mg) oder **Ibuprofen** zweimal 600 Milligramm (mg) am Tag für die genannte Zeitspanne.

Kopfschmerz vom Spannungstyp

Über die häufigste
Kopfschmerzform ist
wenig bekannt

Der Kopfschmerz vom Spannungstyp ist die häufigste Kopfschmerzform. Die Bezeichnung wurde erst 1988 nach eingehenden Beratungen im Klassifikationskomitee der Internationalen Kopfschmerzgesellschaft (IHS) gewählt. Sie ersetzt vorher gebräuchliche Begriffe wie »Muskelverspannungskopfschmerz«, »Streßkopfschmerz« oder »psychogener Kopfschmerz«, da diese Begriffe vorgeben, die Ursache der Kopfschmerzen sei bekannt. Unser Wissen über die Entstehung dieser häufigsten Kopfschmerzart ist jedoch bis heute vergleichsweise gering.

Die verschiedenen Erscheinungsformen des Spannungskopfschmerzes

Der Kopfschmerz vom Spannungstyp äußert sich durch einen beidseitigen, drückenden und ziehenden Kopfschmerz, der leicht bis mäßig stark ist. Im Gegensatz zur Migräne hat er keinen pulsierenden Charakter und verstärkt sich nicht oder nur geringfügig bei körperlicher Aktivität. Auch die anderen Begleiterscheinungen der Migräne fehlen im allgemeinen. Appetitlosigkeit kann vorkommen, gelegentlich leichte Lärm- oder Lichtscheu, allerdings nicht starke Übelkeit oder Erbrechen. Der Schmerz kann eine halbe Stunde, aber auch bis zu einer Woche dauern. Der Schmerz wird häufig am stärksten an der Stirn, im Nacken oder an beiden Stellen empfunden. Die üblichen Aktivitäten des Tages, auch im Beruf, sind allenfalls behindert, können aber ausgeführt werden. Gerade bei den chronischen Verlaufsformen berichten die Patienten von einem Gefühl, als ob sich ein drückender Reifen oder eine Haube um ihren Kopf gelegt habe. In ausgeprägten Fällen bestehen die Kopfschmerzen täglich, mit nur geringen Schwankungen vom Morgen bis zum Abend, bei der Arbeit, in der Freizeit und im Urlaub.

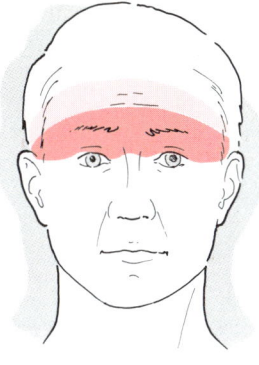

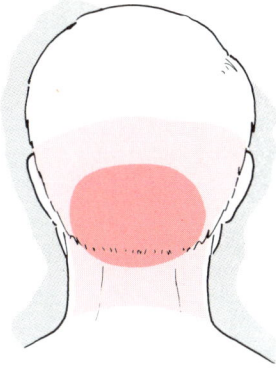

Abbildung 10:
Kopfschmerz vom
Spannungstyp

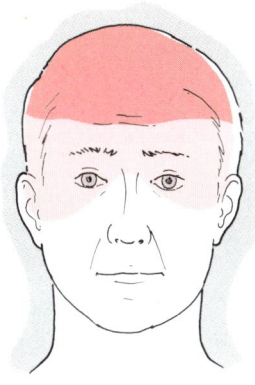

- Kopfschmerzdauer 30 Minuten bis
  7 Tage
- Schmerz drückend bis ziehend
- leicht bis mäßig stark
- beidseitig
- Aktivitäten behindert, aber möglich
- keine wesentliche Verstärkung bei
  körperlicher Aktivität
- keine Übelkeit oder Erbrechen, Appetitlosigkeit möglich
- Lärm- oder Lichtscheu möglich

Je nach Häufigkeit der Beschwerden unterscheidet man eine episodische und eine chronische Verlaufsform, die jeweils
anders behandelt werden. Die **episodische Verlaufsform** entspricht dem gelegentlich auftretenden »normalen« Kopfschmerz, den fast jeder kennt. Die chronische ist wesentlich
seltener. Hier bestehen die Kopfschmerzen mindestens ein
halbes Jahr lang an mindestens 15 Tagen pro Monat, in einem
Jahr sind das 180 Tage oder mehr. Oft finden sich zusätzlich
Zeichen einer depressiven Verstimmung wie Verlust von
Schwung und Antrieb, Müdigkeit, gestörter Schlaf und Konzentrationsschwäche. Die **chronische Verlaufsform** kann
sich aus der episodischen entwickeln, auch kann eine Migräne in einen chronischen Kopfschmerz vom Spannungstyp
übergehen oder von ihm überlagert werden. Die unkontrollierte Einnahme von Kopfschmerzmitteln kann diesen Entwicklungen Vorschub leisten.

Chronische Kopf-
schmerzen vom
Spannungstyp wer-
den oft von depres-
siver Verstimmung
begleitet

Abbildung 11:
Kopfschmerz vom
Spannungstyp.
Druckempfindliche
Kopf- und Halsmus-
keln

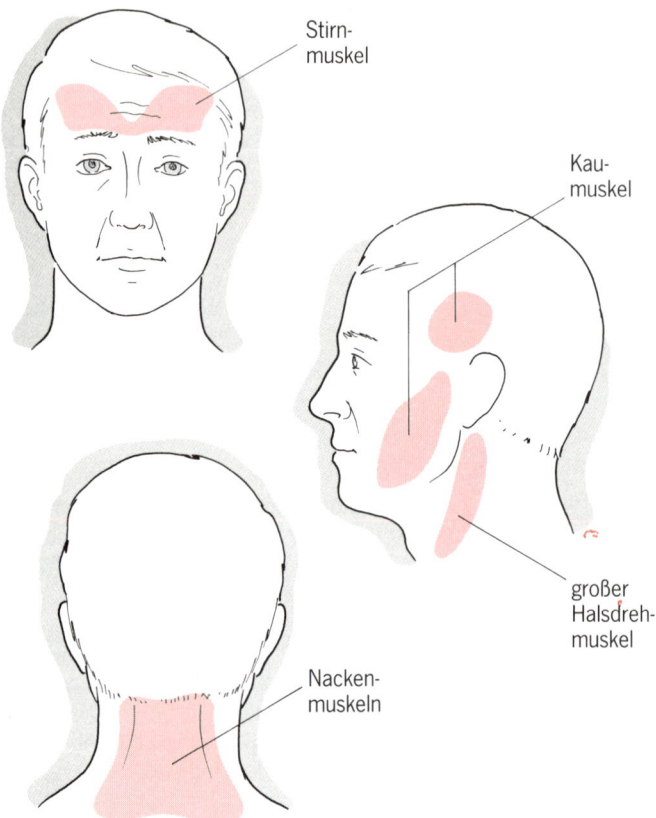

Stirn-
muskel

Kau-
muskel

großer
Halsdreh-
muskel

Nacken-
muskeln

Bei beiden Verlaufsformen des Spannungskopfschmerzes können **Kopfmuskeln vermehrt verspannt und schmerzempfindlich** sein, besonders betroffen sind Stirn-, Schläfen- sowie Hals- und Nackenmuskeln. Eine Abgrenzung des episodischen Spannungskopfschmerzes gegenüber einer leichten Form der Migräne ohne Aura kann in manchen Fällen schwierig sein. Außerdem gibt es eine Vielzahl von Kombinationen beider Kopfschmerzerkrankungen (siehe »Kombinierte Kopfschmerzformen«, Seite 76). Über den Langzeitverlauf der verschiedenen Formen gibt es bisher keine genauen Untersuchungen.

Auch ein sekundärer
Kopfschmerz kann
sich als Spannungs-
kopfschmerz äußern

Da ein Kopfschmerz vom Spannungstyp auch in Begleitung anderer Erkrankungen auftreten kann, muß bei häufigeren oder zunehmenden Beschwerden eine eingehende ärztliche Untersuchung erfolgen. Zu wichtigen Informationen für den Arzt, über Warnzeichen und notwendige Untersuchungen siehe Seite 11 ff und 18 f.

Fallen diese Untersuchungen normal aus, sind für den Arzt im Zusammenhang mit Kopfschmerzen vom Spannungstyp folgende Angaben besonders wichtig:

- psychisches Befinden (Streß, innere Unruhe, Schlafstörungen, Angst, Depression, Konzentrationsschwäche)
- Einnahmegewohnheiten von Medikamenten (Schmerzmittel, Beruhigungsmittel) und Genußmitteln (Koffein, Nikotin, Alkohol)
- muskuläre Streßfaktoren (Arbeitshaltung, unphysiologische Muskelbelastung)
- Bedingungen am Arbeitsplatz (Luftverhältnisse, Enge, Lärm, Beleuchtung)
- allgemeine Lebensführung (Erholung und Sport)
- Hinweise auf Fehlfunktionen des Kauapparates wie nächtliches Zähneknirschen, Kiefergelenksgeräusche, Schmerzen im Kauapparat, Beißen oder Pressen mit der Zunge oder Lippe.

Wer bekommt Kopfschmerzen vom Spannungstyp?

Da die Bezeichnung mit den exakten diagnostischen Kriterien und die Abgrenzung zu den anderen Kopfschmerzformen relativ neu ist, sind Daten zur Häufigkeit des Kopfschmerzes vom Spannungstyp noch rar. Neue Studien haben bei Erwachsenen eine Ein-Jahres-Prävalenz von 56 Prozent der Männer und 71 Prozent der Frauen gezeigt (Geschlechtsverhältnis 4:5), daß heißt, so viele Personen hatten in einem Jahr mindestens einmal Spannungskopfschmerzen. 5 Prozent der Frauen und 2 Prozent der Männer litten unter einem chronischen Kopfschmerz vom Spannungstyp. Interessant ist, daß, obwohl die Stärke der Kopfschmerzen niedriger ist als bei der Migräne und auch die Begleiterscheinungen erträglicher sind, dennoch dreimal soviel Arbeitsausfallstage pro 1000 Personen durch Spannungskopfschmerzen zusammenkamen. Unter deutschen Schulkindern zwischen 8 und 16 Jahren kannten zwischen 80 und 90 Prozent Kopfschmerzen, die meisten davon Kopfschmerzen vom Spannungstyp.

Wie entsteht ein Kopfschmerz vom Spannungstyp?

Über die zugrundeliegenden Mechanismen des Kopfschmerzes vom Spannungstyp wissen wir im Vergleich zur Migräne trotz seiner Häufigkeit noch relativ wenig. Die Frage seiner Entstehung ist bis heute nicht geklärt. Sehr wahrscheinlich kommt eine Reihe von Faktoren zusammen.

Wie bei der Migräne wird eine familiäre Vorbelastung diskutiert, die allerdings gering ausgeprägt ist. Verschiedene Erklärungsmodelle beziehen sich darüber hinaus auf Muskelverspannungen, eine Veränderung der allgemeinen Schmerzschwelle, psychologische Ursachen und veränderte Botenstoffe im Gehirn.

Manche Patienten haben eine erhöhte Muskelspannung

Schon lange ist bekannt, daß bei Personen, die unter Kopfschmerzen vom Spannungstyp leiden, durch kräftiges Zusammenbeißen der Zähne über eine halbe Stunde deutlich häufiger Kopfschmerzen provoziert werden können als bei Migränepatienten oder Menschen, die kein Kopfschmerzproblem haben. Eine **erhöhte Anspannung von Kopf- oder Halsmuskeln** findet sich jedoch nur bei einem Teil der Patienten, außerdem besteht kein Zusammenhang zwischen dem Grad der Muskelanspannung und dem Ausmaß der Kopfschmerzen. Auch Veränderungen der Halswirbelsäule sind keine Ursache für den Kopfschmerz vom Spannungstyp. Einige Studien legen die Vermutung nahe, die **zentrale Schmerzschwelle** könnte zumindest bei der chronischen Verlaufsform des Kopfschmerzes vom Spannungstyp erniedrigt sein, so daß normalerweise nichtschmerzhafte Impulse zu Kopfschmerzen führen.

Die Schmerzkontrollfunktionen des Körpers können durch Erschöpfung von Botenstoffen gestört sein

Hinweise darauf lieferte unter anderem die Untersuchung eines **Schmerzschutzreflexes,** die sogenannte exterozeptive Suppression der Aktivität des Temporalismuskels. Mit diesem komplizierten Namen wird ein einfacher Schutzreflex bezeichnet, der bei Kauverletzung der Zunge oder Mundschleimhaut die Kaumuskulatur hemmt, um den Schaden möglichst gering zu halten. Dieser Reflex kann durch elektrische Stimulation zum Beispiel an der Lippe ausgelöst werden. Beim chronischen Kopfschmerz vom Spannungstyp ist die zweite, im Hirnstamm verschaltete Antwort verkürzt oder ganz ausgefallen. Hieraus kann man den Schluß ziehen, daß die **Schmerzkontrollmechanismen** im Hirnstamm gestört sind. Nach Behandlung mit Acetylsalicylsäure und auch nach Entspannungstraining normalisiert sich die Reflexantwort.

Psychologische Streßfaktoren werden aufgrund der Beobachtung angeführt, daß eine Gruppe von Patienten Kopfschmerzen vom Spannungstyp vermehrt unter emotionaler Belastung entwickelt und bei ihnen Entspannungstrainings hilfreich sind. Auch finden sich bei Patienten mit chronischem Kopfschmerz vom Spannungstyp häufig depressive Symptome; die Frage »Folge oder Ursache?« ist nicht entschieden.

> Streß und Depressionen werden bei einem Teil der Patienten für die Kopfschmerzen verantwortlich gemacht

Als am besten wirksam bei der chronischen Verlaufsform erwiesen sich sogenannte trizyklische Antidepressiva; sie lenkten so die Forschung auf die **Neurotransmitter** (Botenstoffe des Nervensystems). »Trizyklisch« bezeichnet ein chemisches Strukturmerkmal der Substanzen. Diese haben einen beruhigenden oder einen antriebssteigernden und stimmungsaufhellenden Effekt und wirken über die Beeinflussung chemischer Botenstoffe im Gehirn wie Serotonin, Noradrenalin oder Dopamin. Diese Botenstoffe entfalten unter anderem eine schmerz- und schlafkontrollierende Wirkung, so daß bei der Entstehung des Spannungskopfschmerzes eine Beeinträchtigung dieser Kontrollfunktionen vermutet werden kann.

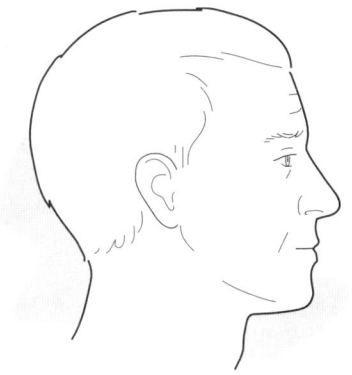

• Erschöpfung der Schmerz-
  kontrollfunktion
• erniedrigte Schmerzschwelle
• Streß
• Angst
• Depression
• muskulärer Streß
• Funktionsstörung des Kau-
  apparates
• Schmerzmittelfehlgebrauch
• Genußmittel

Abbildung 12:
Mögliche Ursachen des Kopfschmerzes vom Spannungstyp

Was können Sie zur Behandlung von Spannungskopfschmerz selber tun?

Überprüfen Sie Ihren Lebenstil und Ihre Lebensgewohnheiten:

? **Stehen Sie oft unter Anspannung oder Streß?** Knirschen Sie nachts mit den Zähnen, oder haben Sie eine »Girlandenzunge«, in der die Abdrücke der unwillkürlich dagegengepreßten Zähne gut zu sehen sind? Fühlen sich Ihre Nackenmuskeln oft schmerzhaft verspannt an?

Entspannen Sie sich ganz bewußt. Machen Sie die Tür zu, öffnen Sie das Fenster und machen Sie einfach Pause. Versuchen Sie die Entspannungsübungen für die Gesichts- oder Nackenmuskulatur (Abb. 13). Sie können auch spezielle Entspannungsverfahren lernen, zum Beispiel die progressive Muskelrelaxation nach Jacobson (Seite 157 ff). Machen Sie Ihre Lieblingsübung. Auch Akupressur oder sanfte Partner- oder Selbstmassage im Nackenbereich kann helfen. Geraten Sie häufig unter Streß, kann ein psychologisches Streßbewältigungstraining sinnvoll sein. Auch Biofeedback hilft beim Entspannen (siehe Seite 155 f). Für die Kaumuskulatur gibt es ebenfalls Entspannungsübungen.

? **Ist Ihr Arbeitsplatz ergonomisch günstig eingerichtet,** ist er gut beleuchtet und belüftet? Haben Sie eine gute Matratze und ein gutes Kopfkissen? Wie gut sind Ihre Autositze, müssen Sie oft in Zwangshaltungen arbeiten?

Schaffen Sie Abhilfe, soweit möglich, auch kleine Veränderungen können große Erfolge nachsichziehen! Machen Sie bei Arbeiten am Computer oder beim Autofahren Pausen und dehnen Sie mit Hilfe einiger Übungen Ihre Nackenmuskeln (Abb. 14), Ihr Kopf wird es Ihnen danken!

? **Leiden Sie an Angst oder Depressionen,** plagen Sie sich mit negativen Gedanken, ist Ihr Selbstbewußtsein angegriffen?

Denken Sie einmal darüber nach, ob Ihnen ein Entspannungstraining helfen könnte. Können Sie sich vorstellen, auch psychotherapeutische Hilfe in Anspruch zu nehmen? Lesen Sie weiter unter Verhaltenstherapie, Kognitive Therapie, Selbstsicherheitstraining (Seite 160).

? **Gönnen Sie sich genügend Erholung**, treiben Sie Ausgleichssport? Rauchen Sie? Trinken Sie zuviel Alkohol oder Kaffee? Gibt es häufig Konflikte in Ihrem persönlichen oder beruflichen Umfeld?

Beherzigen Sie die Tips für Migräniker (Seite 55 f), auch für Sie können sie sehr hilfreich sein!

? **Nehmen Sie regelmäßig Kopfschmerzmittel ein?**
Wenn ja, lesen Sie weiter auf Seite 110 ff.

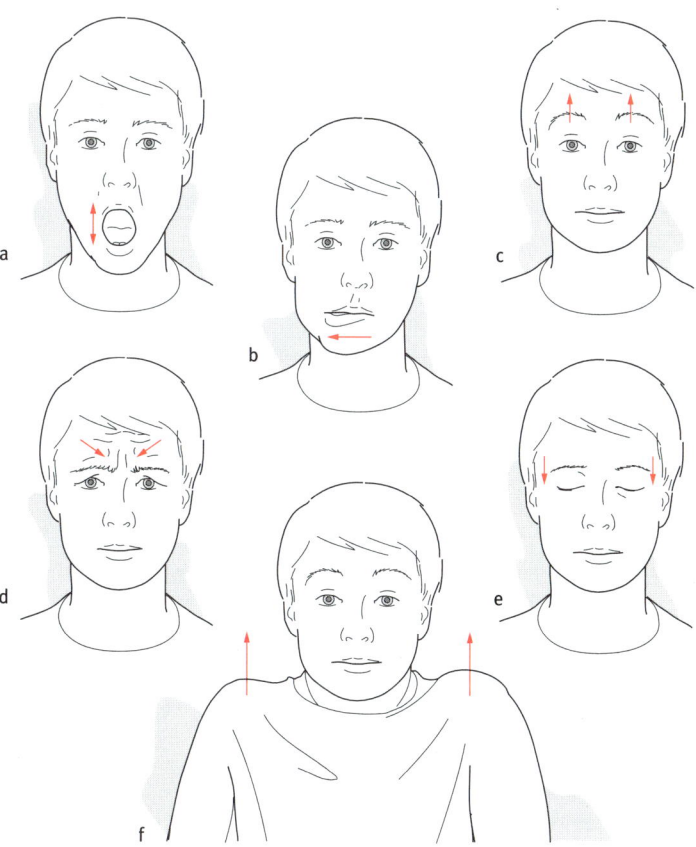

Abbildung 13:
Entspannungsübungen für

Mund und Kiefer
a) Öffnen Sie den Mund, so weit Sie können, und beißen Sie danach fest auf die Zähne
b) Bewegen Sie den Unterkiefer fünfmal auf jede Seite

Stirn und Augen
c) Ziehen Sie die Augenbrauen so weit wie möglich nach oben
d) Runzeln Sie die Stirn, so fest Sie können
e) Schließen Sie fest die Augen
f) Heben Sie die Schultern, so hoch Sie können

Jede Übung drei- bis fünfmal durchführen, nach jeder Ausführung entspannen

Abbildung 14:
Gymnastik für die
Halswirbelsäule

a) Kinn auf die Brust
senken, dehnen

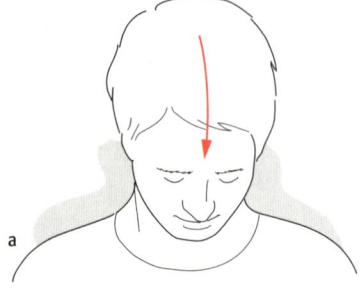

b) den Kopf zur Seite
drehen,
c) in dieser Stellung
maximal anheben,
dehnen

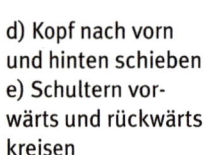

d) Kopf nach vorn
und hinten schieben
e) Schultern vor-
wärts und rückwärts
kreisen

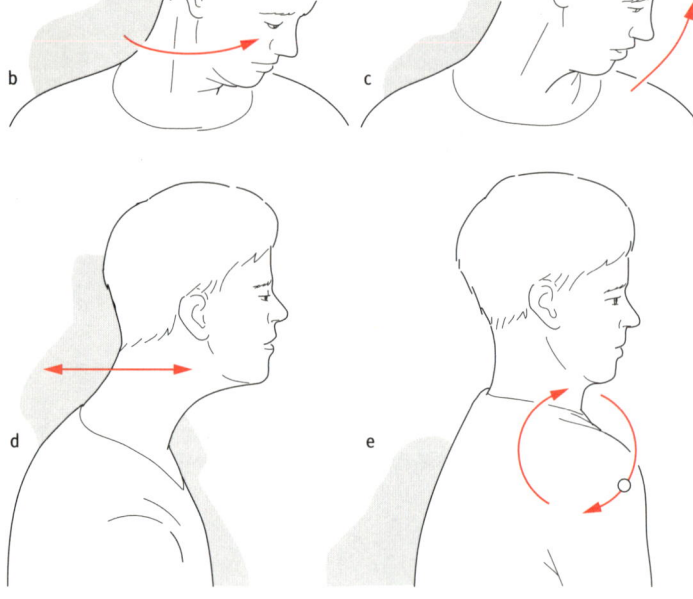

Bevor Sie eine Tablette nehmen, versuchen Sie es mit einem Spaziergang an der frischen Luft, Akupressur, Nackenmassage, den eben beschriebenen Entspannungsübungen oder einer kühlen Kompresse an der Schläfe. Pfefferminzöl oder japanisches Heilpflanzenöl, auf die Stirn aufgetragen, helfen ebenfalls sehr gut.

Welche Medikamente kommen bei Spannungskopfschmerz in Frage?

Episodische Form

Sind Medikamente erforderlich, wird der episodische Kopfschmerz vom Spannungstyp mit einfachen Schmerzmitteln wie **Acetylsalicylsäure** (ASS) oder **Paracetamol** behandelt. Eine Dosis von 500 bis 1000 mg (das sind ein bis zwei Tabletten) ist oft ausreichend. Eine Brause- oder Kautablette hilft am schnellsten, ein Zäpfchen schneller als eine normale Tablette. Auch die stärker wirkenden einfachen Schmerzmittel wie **Ibuprofen** (200 bis 600 mg) oder **Naproxen** (250 bis 1000 mg) helfen. Nehmen Sie jedoch stets Monopräparate, also solche mit nur einem Wirkstoff. Kombinationspräparate bringen bei häufigerer Anwendung eher die Gefahr eines Schmerzmittelkopfschmerzes mit sich. Auch die Schmerzmittel als Monopräparate sollten Sie nicht zu häufig anwenden, die Grenze liegt bei 10 Anwendungstagen im Monat. Wenn die Beschwerden nur für einige Zeit unterdrückt, ansonsten jedoch immer häufiger oder schwerer werden, sollten Sie zum Arzt gehen, da ein Kopfschmerz vom Spannungstyp auch eine behandelbare Erkrankung anzeigen kann.

Einfache Schmerzmittel als Monopräparate

Nicht öfter als an 10 Tagen im Monat

Chronische Form

Die Behandlung des chronischen Kopfschmerzes vom Spannungstyp ist prinzipiell anders als die der episodischen Form. Sie setzt eine **gründliche ärztliche Untersuchung** voraus, damit andere Ursachen der Dauerkopfschmerzen nicht übersehen werden. Besonders wichtig ist die Überprüfung der Einnahmegewohnheiten von Schmerzmitteln, da bei man-

Nicht mit Schmerzmitteln behandeln

chen Patienten schon geringe Mengen regelmäßig zugeführter Ergotamine oder anderer Schmerz(misch)präparate einen Dauerkopfschmerz hervorrufen können und nur der Entzug Erfolg verspricht. Nach Ausschluß dieser und anderer Ursachen (siehe Seite 17) sind nach heutigen Erkenntnissen **trizyklische Antidepressiva** in niedriger bis mittlerer Dosierung am erfolgversprechendsten.

Antidepressiva beeinflussen Botenstoffe und Schmerzschwelle

Seit vielen Jahren ist bekannt und in gut kontrollierten Doppelblindstudien gesichert, daß Antidepressiva bei chronischen Schmerzen helfen. Ursprünglich wurde angenommen, daß der schmerzlindernde Effekt auf der Behandlung einer begleitenden oder ursächlichen Depression beruht. Diese Erklärung erwies sich jedoch als nicht ausreichend. Der schmerzlindernde Effekt von Antidepressiva tritt früher und in niedrigerer Dosierung auf als ihre depressionslösende Wirkung. Antidepressiva wirken auch bei nicht depressiven Schmerzpatienten und bei gesunden Versuchspersonen schmerzlindernd. Sie beeinflussen Transmitter (Botenstoffe) im Gehirn wie Serotonin und Noradrenalin und greifen so in die Verarbeitung schmerzhafter Impulse ein. Neben der schmerzlindernden Wirkung ist, je nach Substanz, ein beruhigender und schlaffördernder oder antriebssteigernder Effekt zusätzlich hilfreich.

Bei Antidepressiva besteht keine Gefahr der Gewöhnung oder Abhängigkeit. Sie werden in einer deutlich niedrigeren Dosis als zur Depressionsbehandlung verordnet, einschleichend gegeben und im allgemeinen gut vertragen. Gelegentlich kann eine zu starke Müdigkeit die Anwendung begrenzen.

Anwendungsbeschränkungen beachten

Anwendungsbeschränkungen: Nicht angewendet werden sollten die Substanzen bei Patienten mit Engwinkelglaukom (erhöhter Augeninnendruck), Harnentleerungsstörungen und Vorschädigungen am Herzen. Bei älteren Patienten muß besonders vorsichtig dosiert werden. Unangenehme, jedoch harmlose **Nebenwirkungen** können sein: Mundtrockenheit, Müdigkeit, Schwindel, niedriger Blutdruck und Verschwommensehen in der Nähe, leider mit der Zeit auch Gewichtszunahme, bei Clomipramin und Imipramin Unruhe und Schlafstörungen. Die Nebenwirkungen setzen sofort ein, die erwünschte Wirkung erst später.

Die am besten untersuchte Substanz, **Amitriptylin**, ist wegen ihrer beruhigenden Wirkung Patienten zu empfehlen, die zusätzlich unter Schlafstörungen leiden. Die Dosis wird langsam erhöht: Man beginnt mit einer Tablette zu 25 Milligramm (mg) und steigert pro Woche um eine weitere Tablette bis auf 75 Milligramm (mg) zur Nacht. Alternativen sind **Doxepin**, das ebenfalls beruhigend wirkt, **Clomipramin** oder **Imipramin** mit eher antriebssteigerndem Effekt bei starker Müdigkeit tagsüber sowie **Maprotilin**. Maprotilin hat eine etwas andere chemische Struktur (tetrazyklisch) und wird manchmal besser vertragen. Der Therapieerfolg sollte mit dem Kopfschmerztagebuch kontrolliert werden.

Ein Effekt kann schon nach wenigen Tagen einsetzen, eine abschließende Beurteilung der Wirksamkeit ist erst nach sechs bis acht Wochen möglich. Bei drei Viertel der Patienten kommt es zu einer deutlichen Besserung, leider kann eine Schmerzfreiheit nicht erwartet werden. Eine **Kombination mit nichtmedikamentösen Verfahren** ist sinnvoll. Die Medikation wird bei gutem Erfolg über ein halbes Jahr fortgesetzt. Bei fehlendem Erfolg wird eine andere Substanz versucht. In manchen Fällen, gerade bei begleitender Depression, kommt auch eine höhere Dosierung in Frage.

Sind die Kopfschmerzen einmal unerträglich, kann zusätzlich ein einfaches Schmerzmittel wie bei der episodischen Form gegeben werden. Nichtmedikamentöse Ansätze wie Pfefferminz- oder Chinaöl auf die Stirn, Eisanwendungen im Nacken, Dehnübungen bzw. isotonische Übungen der Nackenmuskeln oder Muskelentspannungstechniken sollten jedoch im Vordergrund stehen. Von der physikalischen Therapie ist beim chronischen Spannungskopfschmerz allerdings nicht soviel zu erwarten wie beim episodischen. Hat sich begleitend eine depressive Verstimmung eingestellt, kann eine Verhaltenstherapie sehr hilfreich sein.

Nichtmedikamentöse
Verfahren nutzen

Abbildung 15:
Zeitprofil eines
Kombinationskopf-
schmerzes

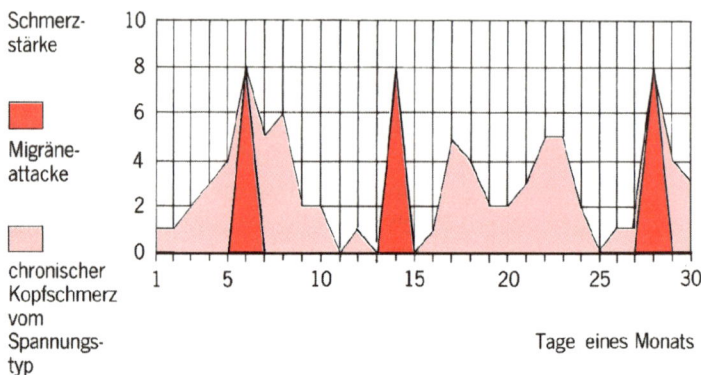

Schmerz-
stärke

■ Migräne-
attacke

□ chronischer
Kopfschmerz
vom
Spannungs-
typ

Tage eines Monats

Kombinierte Kopfschmerzformen

Die verschiedenen
Komponenten ein-
zeln behandeln

Verschiedene Kopfschmerzarten können auch zusammen auftreten, im wesentlichen handelt es sich dabei um Kombinationen von Spannungskopfschmerzen mit Migräne oder Schmerzmittelkopfschmerz. Liegt ein Schmerzmittelkopfschmerz vor, ist der Entzug Voraussetzung für jede weitere Therapie (Seite 110 ff). Bei Kopfschmerzen vom Spannungstyp mit zusätzlichen Migräneattacken (sogenannter Kombinationskopfschmerz, Abb. 15) erfolgt die Behandlung jeder einzelnen Kopfschmerzform wie in den entsprechenden Kapiteln beschrieben. Häufig liegt ein chronischer Kopfschmerz vom Spannungstyp vor mit eingestreuten oder überlagerten Migräneattacken. Dann werden Antidepressiva zur Behandlung des chronischen Spannungskopfschmerzes eingesetzt, und die Migräneattacken werden einzeln behandelt. Sind dazu Ergotaminpräparate notwendig, müssen die Höchstmengen strikt beachtet werden, Sumatriptan oder Zolmitriptan sind Alternativen. Sind die Migräneattacken häufig oder sehr schwer, erfolgt zusätzlich eine medikamentöse Migräneprophylaxe (siehe Seite 156 ff).

Cluster-Kopfschmerz und verwandte Kopf-schmerzformen

Cluster ist ein englisches Wort und bedeutet »Gruppe« oder »Büschel«. Der Cluster-Kopfschmerz verdankt seinen Namen der Tatsache, daß sich die typischen Anfälle zu bestimmten Zeiten häufen, also in Serien von Wochen bis Monaten Dauer (sogenannte Cluster-Perioden) auftreten, oft im Frühjahr oder Herbst. Die Monate bis Jahre dazwischen sind völlig beschwerdefrei. Diese Verlaufsform wird episodischer Cluster-Kopfschmerz genannt. Bei etwa 10 bis 20 Prozent der Patienten liegt allerdings ein chronischer Verlauf vor ohne beschwerdefreie Zeiten.

Anfälle häufen sich im Frühjahr oder Herbst

Wie äußert sich der Cluster-Kopfschmerz?

Die Kopfschmerzattacken beim Clusterkopfschmerz strahlen immer streng einseitig im Bereich der Augenhöhle oder bis zur Schläfe aus (Abb. 16). Der Schmerz ist extrem stark, manchmal von dem Gefühl begleitet, ein glühendes Messer werde ins Auge gestoßen. Die Häufigkeit schwankt zwischen einer Attacke jeden zweiten Tag bis zu acht Attacken pro Tag, die Attacken selbst dauern von 15 Minuten bis zu drei Stunden. Auffällig ist, daß viele Patienten während der Cluster-Periode ihre Attacken zur immer gleichen Tages- oder Nachtzeit bekommen, oft nach dem Einschlafen oder in den frühen Morgenstunden.

Der Cluster-Kopfschmerz ist extrem stark und immer einseitig

Typisch sind die **Begleiterscheinungen**, die jedoch nicht immer vorhanden sein müssen: Es kann zu einer (einseitigen) Augenrötung, vermehrten Tränenabsonderung des Auges, dem Gefühl einer verstopften Nase, einseitigem Nasenlaufen oder starkem Schwitzen im Bereich der betroffenen Gesichtshälfte kommen. Außerdem kann sich die Pupille verengen

Begleitsymptome charakteristisch und ebenfalls immer einseitig

Abbildung 16:
Cluster-Kopfschmerz.

Schmerzzonen und typische Merkmale einer Cluster-Kopfschmerzattacke

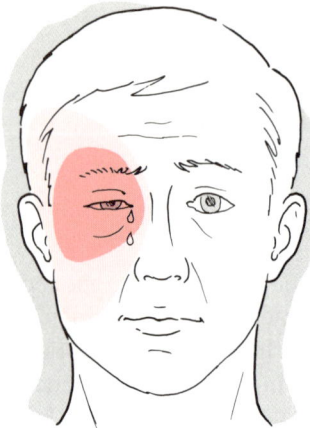

- Schmerz sehr stark und einseitig Augenhöhle und/oder Schläfe
- Dauer 15 Minuten bis 3 Stunden
- wenigstens eine der folgenden Erscheinungen (einseitig): Augenrötung, Augentränen, verstopfte Nase, Nasenlaufen, starkes Schwitzen an Stirn oder Gesicht, Pupillenverengung, Augenlid hängt herab, Lidschwellung
- zwischen einer Attacke alle 2 Tage bis zu 8 Attacken pro Tag

Ein Cluster-Patient verhält sich anders als ein Migräniker in der Attacke

(Miose), das Augenlid herabhängen (Ptose) und sich um das Auge oder am Gaumen eine Schwellung (Ödem) bemerkbar machen. Während der Kopfschmerzen ist der Patient sehr unruhig, läuft herum, schaukelt mit dem Oberkörper, preßt mit der Hand gegen die Augenregion oder schlägt im Extremfall sogar mit dem Kopf gegen die Wand. Dieses Verhalten ist ganz anders als das von Migränepatienten, die meist ein Bedürfnis nach Ruhe haben und für die jede Erschütterung eine Qual ist.

Welche anderen Erkrankungen müssen ausgeschlossen werden?

Der Cluster-Kopfschmerz wird oft fälschlich als Neuralgie angesehen

Eine Cluster-Kopfschmerzattacke mit typischen Begleiterscheinungen ist kaum zu verkennen. Dennoch müssen Erkrankungen des Auges (wie der grüne Star), der Augenhöhle und hinter der Augenhöhle im sogenannten Sinus cavernosus ausgeschlossen werden. Die Abgrenzung gegenüber einer chronisch paroxysmalen Hemikranie und anderen Sonderformen (z.B. SUNCT) ist wegen der verschiedenen Therapieansätze wichtig (siehe Seite 85 f). Weniger typische Cluster-Kopfschmerzen werden gelegentlich als Neuralgien angesehen und behandelt. Dafür sprechen auch die früher verwendeten Begriffe wie »Neuralgie des Ganglion sphenopalatinum« (Sluder-Neuralgie), »Nasociliarisneuralgie« oder »Vidianus-Neuralgie«. In der Praxis relativ häufig ist die Verwechslung mit einer Trigeminusneuralgie. Vom Zeitpunkt des ersten Symptoms bis zur Diagnosestellung vergehen beim Cluster-Kopfschmerz durchschnittlich achteinhalb Jahre! Das liegt vor allem auch daran, daß die Attacken oft nachts auftreten, wo die sichtbaren Begleiterscheinungen des Cluster-Kopfschmerzes nicht gleich bemerkt werden.

Wie verläuft der Cluster-Kopfschmerz?

Beim **episodischen** Cluster-Kopfschmerz dauern die Cluster-Perioden in der Regel zwischen zwei Wochen und drei Monaten, auch Perioden von sieben Tagen oder einem Jahr kommen vor. Dazwischen liegen beschwerdefreie Zeiten, die Wochen bis Jahre dauern. Die meisten Patienten haben bei der episodischen Form eine Cluster-Periode pro Jahr mit einer durchschnittlichen Dauer von elf Wochen. Ein **chronischer** Cluster-Kopfschmerz kann sich gelegentlich auch aus der episodischen Form entwickeln. Über den **Langzeitverlauf** gibt es nur wenige Untersuchungen. Langdauernde Besserungen kommen bei beiden Formen vor, seltener bei der chronischen Form. Die Medikamente scheinen den Langzeitverlauf nicht zu beeinflussen.

Der Cluster-Kopfschmerz ist mit 0,05 bis 0,1 Prozent Häufigkeit sehr viel seltener als die Migräne. Auch die Geschlechtsverteilung ist anders als bei der Migräne, da (und das ist die Ausnahme bei primären Kopfschmerzen) ganz **überwiegend Männer** betroffen sind. Die Erkrankung beginnt meist zwischen dem 20. und 40. Lebensjahr, bei Frauen und bei der chronischen Form auch später. Etwa die Hälfte der Patienten hat eine Attacke pro Tag.

Der Cluster-Kopfschmerz ist sehr selten und betrifft überwiegend Männer

Deutliche **Beziehungen zur Migräne** gibt es aufgrund des Halbseitenschmerzes (der bei der Migräne allerdings nicht obligatorisch ist) und aufgrund der Tatsache, daß Serotoninagonisten wie Ergotamin oder Sumatriptan bei beiden Kopfschmerzformen helfen. Auch die nicht seltene Beobachtung von Übergangsformen zwischen Cluster-Kopfschmerz und Migräne deutet in diese Richtung. Die sogenannte **Cluster-Migräne** verläuft ähnlich wie eine Migräne, hat jedoch zusätz-

Zwischen Migräne und Cluster-Kopfschmerz gibt es Übergangsformen

79

lich die Begleiterscheinungen eines Cluster-Kopfschmerzes. Auch können typische Cluster-Attacken mit der (selteneren) Häufigkeit einer Migräne auftreten.

Was wissen wir über die Entstehung von Cluster-Kopfschmerzen?

Auch beim Cluster-Kopfschmerz ist die genaue Ursache unbekannt. Ähnlich wie beim Kopfschmerz vom Spannungstyp und der Migräne gibt es verschiedene Erklärungsmodelle. Das zeitgebundene Auftreten der Attacke könnte auf eine **Funktionsstörung im Zwischenhirn** (Hypothalamus) zurückzuführen sein, wo biologische Rhythmen entstehen. Von dort könnte auch ein einseitiges Ungleichgewicht des vegetativen Nervensystems ausgehen.

Für die Entstehung von Cluster-Kopfschmerzen gibt es verschiedene Erklärungsmodelle, eine Gefäßentzündung ist wahrscheinlich

Die Auslösbarkeit von Cluster-Attacken durch gefäßerweiternde Substanzen wie Alkohol, Nitroglycerin oder Histamin läßt an eine Gefäßursache denken. Eine moderne Hypothese geht von einer **Gefäßentzündung** der Augenvenen und im Sinus cavernosus aus, einer Blutsammelstelle hinter den Augen. Hierdurch kommt es zu einer Abflußstörung des Blutes und einer druckbedingten Beeinträchtigung vegetativer Nervenfasern. Diese Beeinträchtigung läßt sich während der Cluster-Periode, mit genauen Untersuchungen auch im schmerzfreien Zustand nachweisen. Den Effekt des entzündungshemmenden Cortisons auf die Gefäßentzündung kann man sich leicht erklären: Die gefäßverengenden Ergotamine, Serotoninagonisten und Sauerstoffinhalationen könnten durch die Verminderung des Gefäßumfangs die Abflußstörung bessern, mehr Platz für die Nervenfasern schaffen und so zu einer Schmerzlinderung führen. Auch **biochemische Veränderungen** wurden festgestellt. Ähnlich wie bei der Migräne läßt sich der Botenstoff CGRP (siehe Seite 41) während der Attacke vermehrt im Venenblut der betroffenen Kopfseite nachweisen.

Gibt es Auslösefaktoren?

Alkoholgenuß und die Einnahme des gefäßerweiternden Herzmittels Nitroglycerin (zum Beispiel Nitrolingual®) können bei einigen Patienten Cluster-Attacken auslösen. Auch Nikotin, Blendung des Auges und Aufenthalt in großer Höhe sind als Auslöser bekannt. Typischerweise sind Cluster-Kopfschmerzpatienten für diese Auslöser nur dann sensibel, wenn sie sich in einer Cluster-Periode befinden.

Die Auslöser sind nur in der Cluster-Periode wirksam

Wie wird die Cluster-Attacke behandelt?

Die Beschwerden des Cluster-Kopfschmerzes sind in der Regel so ausgeprägt, daß nichtmedikamentöse oder naturheilkundliche Verfahren nicht ausreichen. Die üblichen Schmerzmittel sind völlig wirkungslos. Mit Beginn der Attackenbehandlung wird in der Regel gleichzeitig eine Vorbeugungsbehandlung eingeleitet (siehe Seite 83 ff), falls die Attacken nicht relativ selten auftreten.

Einfache Schmerzmittel sind wirkungslos

Sauerstoff

Bei vielen Patienten stellt die Einatmung von 100%igem Sauerstoff über eine Gesichtsmaske zu Beginn der Attacke eine wirksame Therapie dar. Sie hilft eher bei jüngeren Patienten mit episodischem Kopfschmerz als bei älteren mit chronischem Cluster-Kopfschmerz. Bei gutem Ansprechen auf die Therapie können Geräte verschiedener Größe für den Einsatz zu Hause und auch zum Mitnehmen zur Arbeit oder auf Reisen verschrieben werden. Der Sauerstoff und die Geräte sind in bestimmten Apotheken und im Sanitätsfachhandel erhältlich. Der Wirkmechanismus der Sauerstoffbehandlung beruht wahrscheinlich auf einer Gefäßverengung. Die Dosierung beträgt 7 Liter 100%igen Sauerstoff pro Minute; innerhalb von 10 bis 15 Minuten tritt dann Besserung ein.

Sauerstoffflaschen werden von der Kasse erstattet

Sumatriptan

Auch der Serotoninagonist Sumatriptan hilft gut bei Cluster-Kopfschmerzen. Damit der Effekt schnell genug eintritt, muß die Anwendungsform der Hautspritze gewählt werden. Innerhalb von 10 bis 15 Minuten entfaltet Sumatriptan bei bis zu 75 Prozent der Patienten seine Wirkung. Die Höchstdosis

Nur die Hautspritze wirkt schnell genug

von zwei Spritzen innerhalb von 24 Stunden muß gelegentlich überschritten werden, bis die Vorbeugung hilft. Für einige Patienten könnte das ebenfalls schnell wirkende Nasenspray eine Alternative sein. Zu Vorsichtsmaßnahmen bei der Anwendung von Sumatriptan siehe Seite 51 f. Auf keinen Fall darf gleichzeitig Ergotamin oder Methysergid eingesetzt werden!

Ergotamin

Inhalations-
zubereitung nur mit
Notwendigkeits-
bescheinigung

Eine für den Patienten leicht durchzuführende Attackenbehandlung besteht in der Gabe von **Ergotamintartrat als Inhalationsaerosol** (Ergotamin Medihaler®). In der Regel werden bei Attackenbeginn bis zu drei Hübe in fünfminütigem Abstand tief eingeatmet, am Tag dürfen nicht mehr als sechs Hübe insgesamt inhaliert werden. Wegen der Treibmittelverordnung (FCKW) ist das Ergotamintartratspray in Deutschland seit dem 30.6.1996 vom Markt genommen worden und darf auch nicht mehr eingeführt werden. In einzelnen Bundesländern ist es jedoch auf Rezept über die Internationale Apotheke erhältlich, wenn Ihr Arzt die medizinische Unverzichtbarkeit des Präparates bescheinigt. Bei Anwendung eines Ergotaminzäpfchens oder einer Tablette dauert der Wirkungseintritt zu lange.

Der Arzt kann im Notfall auch Dihydroergotamin in den Muskel spritzen.

Weitere Therapiemöglichkeiten

Das Einträufeln von 1 Milliliter (ml) 4%iger **Lidocain-Lösung** (Xylocain®), einem örtlichen Betäubungsmittel für die Schleimhaut, wird ebenso gelegentlich empfohlen wie die lokale Anwendung von **Capsaicin** (siehe Seite 140) an der Nasenschleimhaut. Die Wirkung ist jedoch in beiden Fällen unsicher.

Maßnahmen zur Vorbeugung

In der Cluster-Periode müssen Attackenauslöser, besonders Alkohol und Nikotin (s.S. 80), strikt vermieden werden. Wegen der Schwere der Schmerzen ist eine vorbeugende Behandlung meist sinnvoll; zum Einsatz kommen vor allem Ergotamintartrat, Kalziumantagonisten, Cortison, Lithium, Methysergid und Valproat. Zur Dauertherapie bei der chronischen Verlaufsform eignen sich vor allem Verapamil und Lithium.

Ergotamintartrat

Ergotamintartrat kommt zur Vorbeugung besonders dann in Frage, wenn die Cluster-Attacken zu festen Tages- oder Nachtzeiten auftreten. So kann ein 2-mg-Zäpfchen beim Schlafengehen eine nächtliche Attacke verhindern. Ergotamin kann auch vorbeugend über einige Tage gegeben werden, bis der Effekt der im folgenden genannten Substanzen einsetzt. Oft reichen 1 bis 2 Milligramm (mg) Ergotamintartrat als Tablette oder Zäpfchen alle acht bis zwölf Stunden. Eine gleichzeitige Anwendung von Sumatriptan zur Attackenbehandlung ist wegen möglicher Nebenwirkungen nicht erlaubt!

Sinnvoll, wenn die Attacken zu festen Zeiten auftreten

Kalziumantagonisten

Über die Kalziumantagonisten wurde bereits im Migräne-Kapitel gesprochen. Am besten wirkt Verapamil in einer Dosierung von 240 bis zu 360 Milligramm (mg), auch Nimodipin und Nifedipin können versucht werden. Bei Herzerkrankungen, insbesondere Überleitungsstörungen und Herzmuskelschwäche, ist Vorsicht geboten; auch sind Wechselwirkungen mit anderen Medikamenten zu beachten. Sprechen Sie mit Ihrem Arzt darüber. Weitere mögliche Nebenwirkungen sind Blutdrucksenkung, Gewichtszunahme und Verstopfung.

Mittel der ersten Wahl bei der episodischen und der chronischen Form

Cortison

Cortison wird vor allem bei der episodischen Form eingesetzt. Es gibt verschiedene Therapieschemata: Man kann höher und kürzer dosieren, zum Beispiel 80 Milligramm (mg)

Prednison für sieben Tage, dann über sechs Tage ausschleichen oder mit 40 Milligramm (mg) beginnen für fünf Tage und dann über zwei Wochen langsam ausschleichen. Ihr Arzt wird Ihnen sein Schema jeweils genau aufschreiben. Wenn die Attacken beim Verringern der Dosis wieder auftreten, muß zur höheren Dosis zurückgekehrt werden.

Cortison wirkt entzündungshemmend (antiphlogistisch) und vermindert die Durchlässigkeit der Blutgefäße (antiödematös). Für Patienten mit unbehandeltem hohen Blutdruck oder Zuckererkrankung (Diabetes) sowie bei Magen- oder Dünndarmgeschwüren kommt Cortison nicht in Frage.

Lithium

Vorsicht, Arzneimittelwechselwirkungen!

Lithium ist ein chemisches Element, genauer gesagt ein Metall. Seine Salze sind gut wirksam bei der Behandlung des chronischen Cluster-Kopfschmerzes. Lithium soll das gestörte Gleichgewicht im vegetativen Nervensystem und gestörte biologische Rhythmen ausgleichen. Meist setzt der positive Effekt innerhalb der ersten oder zweiten Woche ein. **Eine Therapie mit Lithium muß gut kontrolliert werden und gehört daher in die Hand eines Spezialisten**, da ein bestimmter Spiegel im Blut nicht überschritten werden darf. Vor Therapiebeginn muß eine gründliche internistische Untersuchung mit Überprüfung der Nieren-, Schilddrüsen- und Herzfunktion erfolgen. In der Regel wird einschleichend dosiert, z.B. von 400 auf 800 Milligramm (mg) täglich. Anfangs muß der Lithiumspiegel im Blut wöchentlich kontrolliert werden, später reicht eine monatliche Bestimmung aus. Falls Sie zusätzliche Medikamente neu einnehmen, sollten Sie dies mit Ihrem Arzt besprechen, da Wechselwirkungen mit Lithium vorkommen können. Bei gutem Erfolg kann die Dosis nach zweiwöchiger Beschwerdefreiheit ausschleichend abgesetzt oder reduziert werden.

Andere Substanzen

Methysergid nicht länger als drei Monate anwenden

Bei jungen Patienten mit episodischem Cluster-Kopfschmerz kommt auch der Serotonin-Gegenspieler **Methysergid** in Frage. Bei Gefäßkrankheiten, auch am Herzen, darf die Substanz nicht angewendet werden; die Anwendungsdauer ist wegen möglicher Bindegewebserkrankungen auf drei Monate begrenzt. In der Regel ist jedoch eine vier- bis sechswöchige Therapie schon ausreichend. Die Dosierung erfolgt einschleichend mit einer Enddosis von 4 bis 8 Milligramm (mg) pro Tag, Nebenwirkungen sind nicht selten.

Valproat (s.S. 62) hat sich ebenfalls als wirksam erwiesen. Da nicht jedes Mittel bei jedem Patienten gut wirkt, kann auch ein Kombinieren verschiedener Medikamente und Maßnahmen erforderlich werden (z.B. Verapamil und Lithium).

Alternative Valproat

Was tun bei Cluster-Migräne?

Die Therapie richtet sich danach, ob Symptome der Migräne oder des Cluster-Kopfschmerzes im Vordergrund stehen. Bei starken Schmerzen ist die Behandlung ohnehin gleich und erfolgt mit Serotoninagonisten oder Ergotamin. **Einfache Schmerzmittel sind beim Cluster-Kopfschmerz wirkungslos.** Bei der Vorbeugung ist zu berücksichtigen, daß Betablocker bei Cluster-Kopfschmerzen nicht helfen und Lithium eine Migräne verschlechtern kann. In Zweifelsfällen bietet sich zunächst Verapamil an, da es bei Cluster-Kopfschmerzen Mittel der ersten Wahl ist und auch bei der Migräne helfen kann.

Behandlung nach den vorherrschenden Symptomen

Die chronisch paroxysmale Hemikranie

Dieses Krankheitsbild wurde erst 1974 als eigenständige Kopfschmerzerkrankung erkannt und ist sehr selten. Die Beschwerden sind denen beim Cluster-Kopfschmerz ähnlich. Eine Unterscheidung ist allerdings wichtig, da die Krankheitsbilder unterschiedlich behandelt werden müssen. Wie beim Cluster-Kopfschmerz handelt es sich um streng einseitige, seitenkonstante, bohrende und heftige Kopfschmerzattacken im Bereich von Stirn- und Augenhöhle oder Schläfe. Die meisten Begleitsymptome des Cluster-Kopfschmerzes, darüber hinaus selten auch Übelkeit und Erbrechen, können vorkommen. Im Gegensatz zum Cluster-Kopfschmerz sind **überwiegend Frauen** betroffen. Die Attacken sind meist viel häufiger (bis zu 30 am Tag) und kürzer als beim Cluster-Kopfschmerz. Sie dauern zwischen 2 und 45 Minuten, durchschnittlich etwa 13 Minuten gegenüber durchschnittlich 45 Minuten beim Cluster-Kopfschmerz.

Ein sehr seltenes Krankheitsbild. Es ähnelt dem Cluster-Kopfschmerz, wird aber anders behandelt

Verwechslungen mit der Trigeminus-neuralgie kommen vor

Die Krankheit beginnt üblicherweise im Alter von etwa 30 Jahren und verläuft möglicherweise über ein episodisches Vorstadium meistens chronisch ohne längerdauernde schmerzfreie Intervalle. Ausreichende Beobachtungen über den Langzeitverlauf fehlen allerdings. Die Kopfschmerz-attacken können zum Teil durch bestimmte Kopfbewegungen ausgelöst werden. Da sich die Patienten während der Schmerzattacken ruhig verhalten, kommen Verwechslungen mit der Trigeminusneuralgie vor, obwohl dort keine Begleiter-scheinungen an Auge und Nase zu beobachten sind. Das bei der Trigeminusneuralgie eingesetzte Carbamazepin ist jedoch ebenso ohne Effekt wie die Mittel gegen den Cluster-Kopf-schmerz!

Da das Krankheitsbild insgesamt sehr selten ist, ist auch über die eigentliche Ursache nur wenig bekannt. Auch der sehr gute Therapieerfolg von **Indometacin** ist unklar. Indo-metacin ist ein einfaches Schmerzmittel mit gleichzeitig stark entzündungshemmender Wirkung. Ähnlich wie Acetylsalicyl-säure hemmt Indometacin die Bildung des Schmerzüberträ-gerstoffes Prostaglandin. Aber auch andere Botenstoffe wer-den beeinflußt. Die Substanz reduziert außerdem den Blut-fluß im Gehirn und senkt den Gehirndruck.

Indometacin individuell dosieren

Dosierung: Die notwendige Dosis ist individuell verschie-den, das Spektrum reicht von 12,5 bis 250 Milligramm (mg) pro Tag. In der Regel werden anfangs zwei Zäpfchen à 50 Mil-ligramm (mg) pro Tag gegeben. Wenn die Diagnose richtig ist, tritt innerhalb von zwei Tagen Besserung ein.

Da oft eine Langzeittherapie mit der niedrigstmöglichen Dosis erfolgen muß, sind die **Nebenwirkungen** besonders wichtig. Sie betreffen vor allem den Magen-Darm-Trakt. Bei höherer Dosierung können Kopfschmerzen, Schwindel und Benommenheitsgefühl auftreten. Indometacin darf nicht ge-geben werden bei Magen- oder Darmgeschwüren, in der Schwangerschaft, während der Stillzeit sowie bei verstärkter Blutungsneigung.

Ein ähnliches Krankheitsbild ist das **SUNCT-Syndrom**, die Attacken sind jedoch noch kürzer (15 bis 60 Sekunden) und häufiger (5 bis 30 Attacken pro Stunde). Sie können durch Kauen ausgelöst werden und sind nur schwer zu behandeln. Es scheint zahlreiche Übergangsformen zwischen diesen sel-tenen Kopfschmerzarten zu geben.

Andere Kopfschmerzformen ohne nachweisbare Grunderkrankung

Neben der Migräne, dem Kopfschmerz vom Spannungstyp und den Cluster-Kopfschmerzformen gibt es noch weitere Kopfschmerzerkrankungen, bei denen keine zugrundeliegende Erkrankung nachweisbar ist.

Idiopathischer stechender Kopfschmerz

Hierbei handelt es sich um spontan auftretende, stark stechende Kopfschmerzen, die früher auch als »**Eispickelkopfschmerzen**« bezeichnet wurden. Idiopathisch heißt, daß sich keine greifbare Ursache finden läßt. Der Schmerz wird im Bereich von Augenhöhle, Schläfe oder Scheitel empfunden und dauert nur Bruchteile von Sekunden. Einzelne Stiche oder Serien von Stichen kommen vor. Er wiederholt sich in unregelmäßigen Abständen von Stunden bis Tagen. Oft kommt dieser Kopfschmerztyp bei Migränepatienten vor, meistens auf der von der Migräne betroffenen Seite. Gehäuft tritt er während der Migräneattacken auf, aber auch nach sportlicher Anstrengung kann es dazu kommen. Insgesamt gibt es mit dieser Kopfschmerzform wenig Erfahrungen. **Indometacin** (dreimal 25 bis 50 mg) hilft, eine Verwandtschaft mit der chronisch paroxysmalen Hemikranie ist denkbar.

Oft bei Migränepatienten nach sportlicher Anstrengung

Kopfschmerz durch äußeren Druck

Durch fortgesetzte Druckreizung von Hautnerven, zum Beispiel durch eine eng anliegende Schwimmbrille (»**Schwimmbrillenkopfschmerz**«), ein Kopfband oder einen zu engen Hut, können Kopfschmerzen entstehen. Falls der Druck längere Zeit bestanden hat, kann der Schmerz auch nach Entfernen der Ursache mehrere Stunden anhalten. Falls eine Behandlung erforderlich ist, helfen **einfache Schmerzmittel** wie ASS.

Kältekopfschmerz

Wenn der Kopf niedrigen Temperaturen ausgesetzt ist, können Kopfschmerzen auftreten. Dies kommt vor bei Frost, beim Schwimmen oder Tauchen in kaltem Wasser oder bei einer eiskalten Dusche. Der Kopfschmerz ist beidseitig und verschwindet nach Wegfall des Kältereizes mehr oder weniger rasch. Eine Sonderform ist der sogenannte »**Eiscremekopfschmerz**«: Bei einigen Menschen kann es zu Kopfschmerzen kommen, wenn Gaumen oder Rachenwand mit kalten Speisen oder Getränken in Kontakt kommen. Der Eiscremekopfschmerz dauert weniger als fünf Minuten an und wird in der Regel **in der Stirnmitte** empfunden. Er kann bei entsprechender Veranlagung durch vorsichtige und langsame Aufnahme der kalten Speisen vermieden werden.

Hustenkopfschmerz

Der **gutartige Hustenkopfschmerz** beginnt unmittelbar nach starkem Husten oder Niesen, ist gewöhnlich beidseitig, pochend und intensiv und klingt nach dem Husten schnell wieder ab. Meist dauert er weniger als eine Minute, selten etwas länger. Bei etwa einem Drittel der Patienten kann der Kopfschmerz auch einseitig sein. Als Ursache wird eine erhöhte Empfindlichkeit gegenüber der beim Husten auftretenden, kurzzeitigen Erhöhung des Hirndrucks angenommen. Betroffen sind meist Männer im mittleren Lebensalter, häufig verschwinden die Beschwerden nach einigen Jahren. In Einzelfällen können sie auch länger als zehn Jahre bestehen. Falls eine Behandlung erforderlich ist (am besten ist es, den Husten zu kurieren), erfolgt sie wie beim Eispickelkopfschmerz mit **Indometacin**.

Meist sind Männer im mittleren Lebensalter betroffen

Hinter einem Kopfschmerz, der wiederholt beim Husten oder Niesen auftritt, kann sich allerdings gelegentlich auch einmal eine **ernsthafte Erkrankung** verbergen, insbesondere wenn die Beschwerden zunehmen. Ihr Arzt wird im Zweifelsfall ein Computer- oder Kernspintomogramm des Kopfes veranlassen, um Erkrankungen der hinteren Schädelgrube oder Störungen des Nervenwasserflusses auszuschließen.

Eine Untersuchung beim Arzt ist erforderlich, wenn die Beschwerden zunehmen

Anstrengungskopfschmerz

Mit dem Hustenkopfschmerz verwandt ist ein Kopf-schmerz, der durch jede Form von körperlicher Anstrengung hervorgerufen werden kann. Ähnlich wie beim Hustenkopf-schmerz können die Beschwerden nach kurzer, starker An-strengung auftreten, zum Beispiel beim Heben schwerer Lasten (»**Gewichtheberkopfschmerz**«). Eine andere Form tritt während oder nach einer längerdauernden Anstrengung auf, etwa einem Dauerlauf. Der Kopfschmerz kann kurz sein, Sekunden bis Minuten, aber auch viele Stunden anhalten und migräneartigen Charakter haben (siehe Anstrengungsmigräne, Seite 38).

Jede Anstrengung ruft Kopfschmerzen hervor

Anstrengungskopfschmerzen, oft mit migräneartigem Erscheinungsbild, wurden während der Olympischen Spiele in Mexiko aufgrund der Höhenlage häufig beobachtet. Wie beim Hustenkopfschmerz ist eine eingehende ärztliche Untersuchung (Blutdruck, neurologische Untersuchung, im Zweifelsfall CCT oder MRT des Kopfes) unabdingbar.

Gang zum Arzt unabdingbar

Bei leichten Formen reichen zur Behandlung einfache Schmerzmittel wie Acetylsalicylsäure und Paracetamol aus. Zur **Vorbeugung** sollten betroffene Personen große Anstren-gungen, insbesondere bei heißem Wetter oder in großer Höhe, vermeiden. Falls eine größere Anstrengung dennoch unumgänglich ist, kann vorher eingenommenes **Ergotamin-tartrat** oder **Indometacin** das Auftreten der Kopfschmerzen verhindern. Die Ergotamin-Präparate dürfen allerdings nicht regelmäßig eingenommen werden, nach Rücksprache mit dem Arzt können zur Vorbeugung auch **Betablocker** einge-setzt werden (problematisch bei Leistungssportlern). Der gut-artige Anstrengungskopfschmerz verschwindet in der Regel nach einigen Jahren von selbst.

Vorbeugung ist möglich

Kopfschmerzen bei sexueller Betätigung

Welche Bedeutung haben Kopfschmerzen beim Sex?

Während und nach sexueller Betätigung (auch Masturbati-on) können verschiedene Kopfschmerzarten auftreten. Die weitaus meisten sind gutartig. Männer sind häufiger betroffen als Frauen (Verhältnis 4:1). Der Erkrankungsbeginn liegt meistens im mittleren Lebensalter, die Beschwerden können je-

Kopfschmerzen beim Sex treten selten und unregelmäßig auf. Meist sind Männer betroffen

doch auch im zweiten und jenseits des fünften Lebensjahrzehntes erstmals auftreten. Nur bei wenigen Patienten tritt der Kopfschmerz regelmäßig bei sexueller Betätigung auf, meistens kommt er selten und unregelmäßig. Er ist in der Regel nicht an den Grad der körperlichen Anstrengung gebunden und ist unabhängig von der praktizierten sexuellen Technik. Häufiger tritt er auf bei Menschen, die erschöpft oder »im Streß« sind und innerhalb kurzer Zeit mehrmals hintereinander sexuell aktiv sind. Bei großer körperlicher Anstrengung bestehen Übergänge zum Anstrengungskopfschmerz. Gelegentlich kann sexuelle Betätigung auch eine Migräneattacke auslösen.

Nur selten liegt eine ernsthafte Erkrankung vor, etwa eine Subarachnoidalblutung oder eine Gehirnblutung, ein entgleister Bluthochdruck oder, besonders bei älteren Personen, eine Durchblutungsstörung im Gehirn. Über Warnzeichen akut auftretender Kopfschmerzen siehe Seite 18.

Welche Schmerztypen gibt es?

In Verbindung mit sexueller Betätigung lassen sich drei Schmerztypen voneinander abgrenzen:

- **Explosiver Schmerztyp:** Am häufigsten tritt an der Stirn oder im Nacken ein heftiger, pochender Schmerz kurz vor oder während des Orgasmus auf, der einige Minuten bis einige Stunden lang andauert. Ein dumpfer Kopfschmerz von bis zu zwei Tagen Dauer kann sich anschließen. Die genaue Ursache des Orgasmuskopfschmerzes ist nicht bekannt. Beziehungen zur Migräne und zum Anstrengungskopfschmerz werden angenommen, auch kann der beim Orgasmus üblicherweise stark erhöhte Blutdruck eine Rolle spielen. Obwohl auch dieser Kopfschmerztyp meist harmlos ist, sollten Sie sich vom Arzt gründlich untersuchen lassen.

- **Dumpfer Schmerztyp:** Der zweithäufigste Kopfschmerz bei sexueller Aktivität beginnt früher, wird im Nacken oder diffus im ganzen Kopf empfunden und ist von dumpfdrückendem Charakter. Mit zunehmender sexueller Erregung verstärkt sich dieser Schmerz und erreicht beim Orgasmus seinen Höhepunkt. Als Ursache werden eine zunehmende Verspannung der Nackenmuskulatur und ein Anstieg des Blutdrucks angenommen, auch gibt es Beziehungen zum Anstrengungskopfschmerz und zur Migräne.

Es gibt Übergänge zum Anstrengungskopfschmerz

Warnzeichen beachten!

Orgasmuskopfschmerz ist am häufigsten

Beziehungen zum Anstrengungskopfschmerz

● **Haltungsabhängiger Typ:** Der haltungsabhängige Typ ist selten. Der Kopfschmerz wird im Nacken empfunden, verstärkt sich in aufrechter Körperhaltung und verschwindet im Liegen. Es wird angenommen, daß beim Sex ein kleiner Riß in der Nervenwasserhaut und damit ein Nervenwasserunterdruck-Kopfschmerz entsteht (siehe Seite 103).

Sehr selten ein Nervenwasserleck

Wie sind die Behandlung und der Verlauf?

Oft ist es bereits ausreichend, die sexuelle Erregung nur langsam zu steigern. Psychischer (Leistungs-)Druck beim Sex ist ungünstig, versuchen Sie, sich möglichst zu entspannen und zu genießen. Beim Auftreten von stärkeren Kopfschmerzen sollten Sie die Aktivität in jedem Fall abbrechen.

Sex ohne Leistungsdruck genießen

Wenn eine zugrundeliegende Erkrankung ausgeschlossen wurde und sich die Kopfschmerzattacken häufig wiederholen, sind beim explosiven und dumpfen Schmerztyp **vorbeugend Betablocker** (siehe Migräne, Seite 57 ff) oder **Indometacin** bei Bedarf (zum Beispiel 50 Milligramm) hilfreich. Der Langzeitverlauf beider Kopfschmerzformen ist in der Regel gut, meist kommt es nach einigen Monaten bis Jahren von selbst zur Besserung. Zum seltenen haltungsabhängigen Typ siehe »Kopfschmerz bei Nervenwasserunterdruck«, Seite 103.

Besserung tritt meist von selbst ein

Kopfschmerz nach Schädeltrauma

Welche Kopfschmerzen können nach Schädeltrauma auftreten?

Kopfschmerzen nach Schädeltrauma sind häufig. Es gibt unterschiedliche Erscheinungsformen

Kopfschmerzen nach leichteren und schweren Kopfverletzungen (**Gehirnerschütterung, Gehirnprellung**) sind häufig. Sie treten in der Regel innerhalb eines Tages nach dem Unfall auf. Die Kopfschmerzen können über Tage bis Wochen zunehmen, um dann mehr oder weniger rasch zu verschwinden. Bei Anstrengung, Bücken und schnellen Kopfbewegungen nehmen sie in der Regel zu. In den ersten Tagen besteht häufig zusätzlich Übelkeit, manchmal mit Erbrechen. Von der Erscheinungsform her kann also sowohl ein Kopfschmerz vom Spannungstyp als auch eine Migräne nach Schädeltrauma auftreten, möglicherweise in Einzelfällen auch Cluster-Kopfschmerzen. In Abhängigkeit von der Schwere der Verletzung kommen darüber hinaus auch Schwindel, Beeinträchtigung von Gedächtnis und Konzentration sowie Gefühlsschwankungen vor. Diese Beschwerden sind häufiger bei schweren Schädel- und Gehirnverletzungen, bei denen der Patient längere Zeit bewußtlos war, kommen aber auch bei leichten Gehirnerschütterungen oder schweren Schädelprellungen vor. Bei einzelnen Patienten treten Kopfschmerzen erst Tage oder Wochen nach einer Kopfverletzung auf. Der Arzt muß dann entscheiden, ob eine Gehirnsickerblutung vorliegen kann. Besonders bei älteren Personen bringt ein Computertomogramm des Schädels die Klärung.

Meist verschwinden sie innerhalb von 8 Wochen, nur bei wenigen ist der Verlauf chronisch

Meist klingen die Kopfschmerzen nach einer Schädelverletzung innerhalb einiger Tage bis Wochen ab. Es gibt jedoch auch Patienten, die innerhalb von acht Wochen nicht wieder kopfschmerzfrei sind. Nach den Kriterien der IHS besteht dann ein **chronischer posttraumatischer Kopfschmerz**. Überraschenderweise treten langandauernde Kopfschmerzen bei eher leichteren Schädelverletzungen häufiger auf als bei schweren Gehirnverletzungen mit langer Bewußtlosigkeit oder großer Gedächtnislücke.

Entstehungsmechanismen

Bei einer Schädelverletzung kommt es möglicherweise zu Nervenzellschäden, die eine Störung der chemischen Botenstoffe, eine Instabilität der Gehirngefäße und somit Kopfschmerzen nach sich ziehen.

Bei Migränepatienten (oft bei Kindern und Jugendlichen auch bei leichten Schädeltraumen, »Fußballermigräne« nach Kopfballspiel), aber auch bei Cluster-Patienten und Patienten mit häufigen Spannungskopfschmerzen kann durch eine Schädelverletzung eine typische Kopfschmerzattacke **ausgelöst** werden. Manchmal nimmt die Häufigkeit solcher Attacken nach einer solchen Verletzung vorübergehend zu.

Die Mechanismen der **Neuentstehung** einer chronischen Kopfschmerzerkrankung nach Schädelverletzungen sind bis heute nicht bekannt. Umstritten ist, ob die chronischen Kopfschmerzen allein auf den Unfall zurückgehen oder ob überwiegend andere Faktoren als Ursachen in Frage kommen, da die entsprechenden Kopfschmerzen auch ohne Schädelverletzung häufig sind. Möglicherweise gibt der Unfall den letzten Anstoß zur Entwicklung einer Kopfschmerzerkrankung, deren Anlage bereits vorhanden war. Bei den Ausführungen zu Migräne und Kopfschmerzen vom Spannungstyp wurde bereits erwähnt, daß bei einer Erkrankung immer verschiedene Faktoren zusammenkommen. Selbst wenn psychologische Faktoren (offene Entschädigungsansprüche, Schuldgefühle bei eigener Unfallverursachung, unbewältigte Krankenrolle) eine Rolle spielen können, werden die Beschwerden – auch von Ärzten – noch zu häufig als »neurotisch« oder als reiner Ausdruck von Entschädigungswünschen abgetan.

Die Entstehungs-
mechanismen sind
noch umstritten

Therapiemöglichkeiten

Zunächst einfache Schmerzmittel, bei chronischen Beschwerden Behandlung nach Kopfschmerztyp

In der Akutphase werden Kopfschmerzen nach Schädelprellung oder unkomplizierter Gehirnerschütterung mit einfachen Schmerzmitteln wie Acetylsalicylsäure oder Paracetamol behandelt. Strenge Bettruhe verzögert die Heilung und bleibt schweren Fällen vorbehalten. Wurde auch die Halswirbelsäule oder ihre umliegenden Gewebe verletzt, kommen Substanzen mit stärker entzündungshemmender Wirkung wie Diclofenac oder Ibuprofen in Frage. Auch eine vorübergehende Ruhigstellung der Halswirbelsäule kann zusätzlich Linderung bringen, ebenso krankengymnastische Übungsbehandlung sowie Wärmeanwendungen (siehe Halswirbelsäulen-Schleudertrauma, Seite 121 ff).

Bei chronifizierten Kopfschmerzen nach einer Schädelverletzung erfolgt die Behandlung in Abhängigkeit vom Kopfschmerztyp (meist chronischer Kopfschmerz vom Spannungstyp oder Migräne, vereinzelt Cluster-Kopfschmerz), wie zuvor schon beschrieben.

Kopfschmerz bei Gefäßerkrankungen

Durchblutungsstörungen und Blutungen im Kopf

Akute Gehirndurchblutungsstörung

Kopfschmerzen können einen Hirninfarkt (Schlaganfall) begleiten, ihm bis zu zwei Wochen vorausgehen oder, selten, innerhalb von zwei Wochen danach auftreten. Die Kopfschmerzen sind vorübergehend, die Zeichen des Schlaganfalls (Lähmungen, Empfindungsstörungen, Sehstörungen, Sprachstörungen) stehen im Vordergrund. Wenn sich die Symptome innerhalb von 24 Stunden zurückbilden, spricht man von einer **transitorischen ischämischen Attacke** (TIA).

Kopfschmerzen können Hirndurchblutungsstörungen begleiten oder ihnen vorausgehen

Blutungen im Kopf

Ein Schlaganfall kann auch von einer **Gehirnblutung** hervorgerufen werden, meist bei Patienten mit hohem Blutdruck. Die Kopfschmerzen sind bei großen Blutungen durch die Dehnung der Hirnhäute oder Einbruch ins Nervenwasser bedingt, die neurologischen Störungen des Schlaganfalls stehen meist im Vordergrund.

Neurologische Störungen stehen meist im Vordergrund

Auch nach Schädelverletzungen kommen Blutungen vor. Die sogenannten **subduralen Hämatome**, Blutergüsse zwischen harter (Dura) und weicher Hirnhaut, können akut oder chronisch verlaufen. Bei Alkoholikern, älteren Menschen und Patienten mit einer Störung der Blutgerinnung (auch durch ein blutverdünnendes Medikament) können subdurale Hämatome schon nach leichten Schädelprellungen auftreten. Alle Blutungen im Kopf werden im Computertomogramm des Schädels nachgewiesen.

Blutung ins Nervenwasser (Subarachnoidalblutung)

Plötzlich auftretender, sehr heftig bis vernichtend empfundener Kopfschmerz im Nacken.Muß sofort operiert werden

Die Subarachnoidalblutung entsteht durch ein Platzen von fast immer angeborenen Aussackungen der Hirnbasisgefäße (sogenannte **Aneurysmen**). Das Blut ergießt sich in den Subarachnoidalraum, also in den Nervenwasserraum zwischen den beiden Schichten der weichen Hirnhaut. Eine Subarachnoidalblutung äußert sich als plötzlich auftretender, sehr heftig bis vernichtend empfundener Kopfschmerz. Er ist meist nackenbetont und wird von einer Nackensteifigkeit (Meningismus) begleitet, die infolge einer Reizung der Hirnhäute durch das Blut zustandekommt. In schwereren Fällen kann die Wachheit vermindert sein bis hin zu vollständiger Bewußtlosigkeit und Koma. Das Aneurysma muß schnellstens durch eine Operation entfernt werden.

Gefäßmißbildungen

Nur selten Zusammenhang mit Kopfschmerzen

Bei Kopfschmerzpatienten wird gelegentlich durch bildgebende Untersuchungen wie Computertomogramm oder Kernspintomogramm des Schädels eine Gefäßmißbildung (**arteriovenöses Angiom** oder **Aneurysma**) festgestellt. Ein Zusammenhang mit Kopfschmerzen ist bis auf sehr große Mißbildungen und die Fälle, in denen es zu Gehirnblutungen kommt, nicht gesichert.

Verschluß von Hirnvenen

Diffuse Kopfschmerzen mit neurologischen Störungen meist bei jungen Frauen

Verschlüsse der Hirnvenen **(Thrombosen)** sind relativ selten. Betroffen sind überwiegend Patienten mit Tumorerkrankungen oder Frauen im letzten Schwangerschaftsdrittel, kurz nach der Geburt oder Frauen, die Ovulationshemmer (»die Pille«) einnehmen. In der überwiegenden Zahl der Fälle beginnt die Erkrankung mit diffusen, meist starken Kopfschmerzen. Danach kommt es zu neurologischen Störungen, Verwirrtheitszuständen oder epileptischen Anfällen. Die Kernspintomographie des Schädels oder die Gefäßdarstellung (Angiographie) ermöglicht die Diagnose, die Behandlung besteht in einer Blutverdünnung mit Heparin.

Erkrankungen der Halsschlagadern

Gefäßeinriß (Dissektion)

Nach Unfällen mit Beteiligung des Halses, bei Arteriosklerose oder anderen Gefäßerkrankungen und auch ohne erkennbare Ursache kann es zu einem Einriß der inneren Gefäßschicht (Dissektion) einer Halsschlagader kommen. Bei einer Dissektion der Arteria carotis treten Schmerzen in der gleichseitigen Kopfregion und im Gesicht auf, besonders um das Auge herum. Bei der selteneren Dissektion der in der Tiefe verlaufenden Arteria vertebralis treten Nacken- und Hinterkopfschmerzen auf. Gleichzeitig kommt es häufig zu Durchblutungsstörungen im Gehirn mit neurologischen Störungen (Lähmungen, Sehstörungen, Sensibilitätsstörungen, Gleichgewichtsstörungen). Außerdem können auf der betroffenen Seite Veränderungen der Pupille und pulsierende Ohrgeräusche auftreten.

Die Diagnose wird mit der Doppler-Ultraschalluntersuchung der Halsgefäße oder einer kernspintomographischen Untersuchung des Halses gestellt, die Behandlung erfolgt durch Blutverdünnung mit Heparin oder Acetylsalicylsäure.

Schmerzhafter Gefäßeinriß meist nach Unfällen, oft mit neurologischen Störungen

Karotis-Schmerz (Carotidynie)

Bei der Carotidynie tritt ein drückender, pochender Schmerz im Bereich der Halsschlagadergabelung (Arteria carotis) auf (Abb. 17). Er kann in die gleichseitige Gesichtshälfte (besonders in die Augen- oder Ohrenregion), seltener auch in die gesamte Kopfhälfte ausstrahlen. Die Halsschlagader ist dabei druckempfindlich, angeschwollen oder pulsiert besonders stark. Die Ursachen des Karotisschmerzes können sehr verschieden sein (Dissektion, Verschluß durch Thrombose, Entzündungen, Fehlbildungen), auch bei der Migräne kann die Halsschlagader wehtun. Ob es die Carotidynie auch als eigenständige Erkrankung ohne diese Ursachen gibt, ist mehr und mehr umstritten.

Halsschlagaderschmerz bei Gefäßerkrankungen

Abbildung 17:
Schmerz bei
Carotidynie

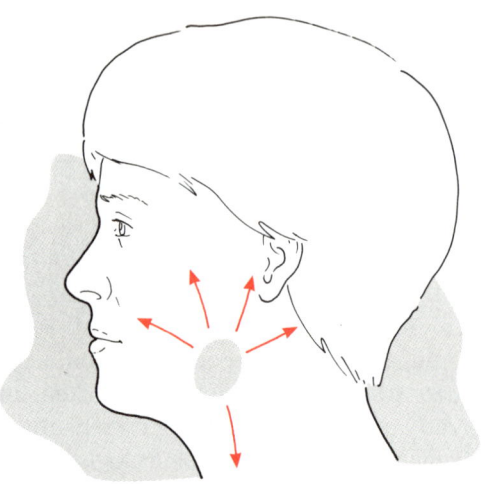

Kopfschmerz nach Gefäßoperation

Wenn die Halsschlagader wegen einer hochgradigen Verengung (Stenose) zur Verhinderung eines Schlaganfalls operiert wurde, kann innerhalb von zwei Tagen danach ein gleichseitiger Halbseitenkopfschmerz auftreten, der normalerweise nach wenigen Tagen verschwindet, in Einzelfällen jedoch auch monatelang anhalten kann.

Gefäßentzündung –
die Arteriitis temporalis

Kopfschmerzen bei
älteren Menschen,
zusätzlich zu anderen Krankheitszeichen

Eine wichtige Erkrankung älterer Menschen ist die Arteriitis temporalis, was soviel heißt wie **Entzündung der Schläfenschlagader**. Betroffen sind Menschen jenseits des 50. Lebensjahres. Der Kopfschmerz ist mäßig bis stark und wird normalerweise an einer oder an beiden Schläfen empfunden. Hinzu kommt meist ein allgemeines Krankheitsgefühl, Gewichtsabnahme, Appetitverlust, zum Teil erhöhte Schweißneigung und leichtes Fieber. Die Schläfenschlagader ist in der Regel geschwollen und druckschmerzhaft (Abb. 18). Durchblutungsstörungen in den Kaumuskeln können Schmerzen beim Essen hervorrufen.

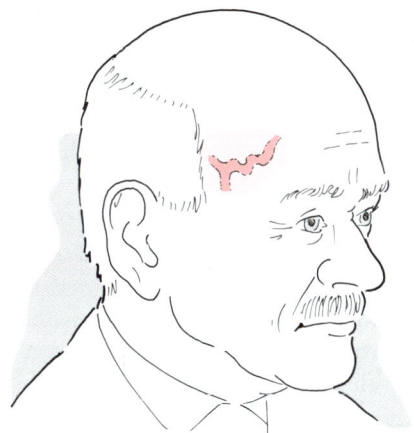

Abbildung 18:
Angeschwollene und
druckschmerzhafte
Schläfenschlagader
bei der Arteriitis
temporalis

Die Arteriitis temporalis ist Ausdruck einer generalisierten Gefäßerkrankung, der sogenannten **Riesenzellarteriitis**. Der Name kommt vom Aussehen der entzündlich veränderten Gefäßwände unter dem Mikroskop. **Sehstörungen sind ein akutes Warnsignal**, denn es droht ein Verschluß der Augenarterie und damit die Erblindung. Auch die Halsschlagadern oder Herzkranzgefäße können sich verschließen.

Rasche Behandlung mit Cortison kann das Augenlicht retten

Die Diagnose kann bei klinischem Verdacht oft schon nach einer Blutuntersuchung gestellt werden, denn die Blutkörperchensenkungsgeschwindigkeit (»Blutsenkung«) ist meist sehr stark erhöht. Die endgültige Bestätigung erfolgt durch die Entnahme (Biopsie) und mikroskopische Untersuchung eines kleinen Gefäßstückchens der Schläfenschlagader. Die dringend notwendige **Behandlung mit Cortison** führt innerhalb von höchstens 48 Stunden zu einem vollständigen Verschwinden der Kopfschmerzen. Meist ist eine Dauertherapie mit Cortison in einer möglichst niedrigen Dosis und unter regelmäßiger Kontrolle der Entzündungszeichen im Blut erforderlich.

Im Rahmen von anderen **Erkrankungen des Immunsystems oder des Bindegewebes** (sogenannte **Kollagenosen**) kommen ebenfalls Gefäßentzündungen vor, die zu Kopfschmerzen führen können. Auch hier besteht die Therapie in einer Gabe von **Cortison** oder anderen Substanzen, die das fehlgeleitete Immunsystem beeinflussen.

Kann Bluthochdruck zu Kopfschmerzen führen?

Bei sehr hohen Blutdruckwerten kommt es morgens zu diffusem Kopfschmerz

Leichter und mittelgradiger Bluthochdruck (Hypertonus) ruft in der Regel keine Kopfschmerzen hervor. Selbst ein ausgeprägter, unbehandelter Bluthochdruck macht sich nur selten vor dem Einsetzen seiner Folgeerkrankungen wie Herzinfarkt oder Schlaganfall unangenehm bemerkbar. Bei einigen Patienten ist jedoch ein schon frühmorgens bestehender, im Laufe des Vormittags wieder verschwindender, diffuser, häufig am Hinterkopf und im Nacken oder an der Stirn betonter Kopfschmerz das erste Zeichen für einen **dauerhaft überhöhten Blutdruck**. Der Schmerz stellt sich manchmal am Abend nach starker beruflicher Anspannung oder Aufregungen erneut ein. Der Blutdruck liegt in diesen Fällen diastolisch meist über 110 bis 120 mm Quecksilbersäule. (Der diastolische Wert ist der zweite, niedrigere Meßwert.) Durch die Behandlung des Bluthochdrucks verschwinden diese Beschwerden.

Auch bei einem **starken und schnellen Blutdruckanstieg** können diffuse Kopfschmerzen auftreten. Dieser Anstieg kann durch ein Medikament, eine besondere Anstrengung oder eine starke emotionale Belastung hervorgerufen werden. Der diastolische Blutdruck muß dabei um mindestens 25 Prozent über seinen Ausgangswert ansteigen.

Andere, **seltene Erkrankungen** mit Bluthochdruck und Kopfschmerzen sind das Phäochromozytom, ein meist in der Nebenniere wachsender gutartiger Tumor und in der Schwangerschaft die EPH-Gestose.

Kopfschmerz bei Erkrankungen des Gehirns

Veränderungen des Nervenwasserdrucks

Das Nervenwasser oder Liquor cerebrospinalis umgibt Gehirn und Rückenmark und füllt die inneren Gehirnkammern, die Ventrikel (Abb. 19). Der Liquor ist eine wasserklare Flüssigkeit, die in den Ventrikeln gebildet wird. Er fließt von dort über mehrere Verbindungen in den äußeren Liquorraum (Subarachnoidalraum). Von dort wird er über Verbindungen in der weichen Hirnhaut in die Gehirnvenen abgeleitet. Das Nervenwasser ist einem ständigen Kreislauf unterworfen und wird dreimal am Tag vollständig ersetzt. Jede Störung des Kreislaufs von Bildung, Zirkulation und Abfluß des Nervenwassers kann zu Kopfschmerzen führen.

Störungen des Nervenwasserkreislaufs können zu Kopfschmerzen führen

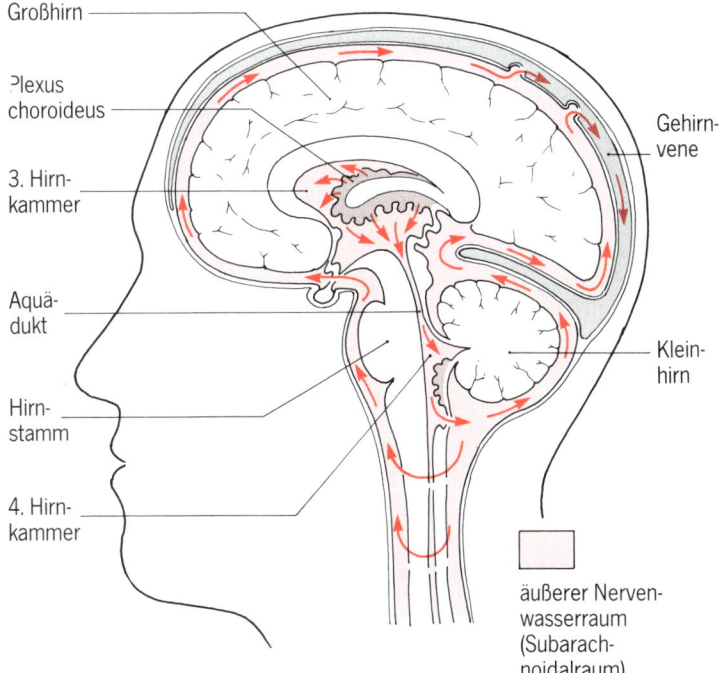

Abbildung 19:
Kreislauf des Nervenwassers

Großhirn

Plexus choroideus

3. Hirnkammer

Aquädukt

Hirnstamm

4. Hirnkammer

Gehirnvene

Kleinhirn

äußerer Nervenwasserraum (Subarachnoidalraum)

Hirndrucksteigerung durch Verlegung der Nervenwasserwege

Diffuse Kopfschmerzen, oft mit Erbrechen und neurologischen Störungen

Hirntumoren, Abszesse und große Blutungen können durch ihre raumfordernde Wirkung, Entzündungen und Blutungen ins Nervenwasser die Nervenwasserwege verlegen. Es kommt zum Aufstau von Nervenwasser, zur Dehnung der schmerzempfindlichen Hirnhäute und Gefäße und zu diffusen Kopfschmerzen. Meist treten noch andere Beschwerden wie Erbrechen, Sehstörungen oder Bewußtseinsveränderungen auf. Eine plötzliche Hirndruckerhöhung ist lebensbedrohlich. Je nach Dynamik und Ursache der Störung muß operiert werden, oder aber der Druck wird vorübergehend durch das Einlegen einer Sonde in eine Gehirnkammer normalisiert.

Gutartige Hirndrucksteigerung

Meist Frauen zwischen 20. und 40. Lebensjahr betroffen

Ein zu hoher Nervenwasserdruck ohne erkennbare Störung wird auch **Pseudotumor cerebri** genannt, also »scheinbarer Hirntumor«. Diese gutartige Störung betrifft meist Frauen im Alter von 20 bis 40 Jahren. Sie leiden an diffusen Kopfschmerzen, auch an Sehstörungen (durch Druck auf den Sehnerv), Ohrgeräuschen und gelegentlich anderen Hirnnervenstörungen wie Doppelbildersehen oder Gesichtslähmung. Bei etwa der Hälfte der Betroffenen ist keine Ursache ersichtlich, bei den übrigen scheinen Beziehungen zu Übergewicht, Schwangerschaft, Hormonstörungen, Hormonbehandlungen oder bestimmten Medikamenten (wie Antibiotika) zu bestehen. Der Nervenwasserdruck wird bei der Lumbalpunktion (Abb. 5, Seite 24) gemessen und beträgt mehr als 200 Millimeter Wassersäule. Andere druckerhöhende Ursachen (siehe oben) müssen durch Zusatzuntersuchungen ausgeschlossen werden.

Die **Therapie** besteht in wiederholtem Ablassen von Nervenwasser, wonach sich der Kopfschmerz jeweils bald bessert. Bei Übergewicht kann eine Gewichtsreduktion sinnvoll sein, außerdem ein Medikament zur Drosselung der Nervenwasserbildung. Der **Verlauf** der gutartigen Hirndrucksteigerung ist meist gut, und die Beschwerden verschwinden innerhalb von Wochen bis Monaten. In einem Drittel der Fälle können sie allerdings erneut auftreten.

Kopfschmerz bei Nervenwasserunterdruck

Auch ein zu niedriger Nervenwasserdruck verursacht Kopfschmerzen. Der Kopfschmerz beginnt oder verschlechtert sich charakteristischerweise innerhalb einer gewissen Zeit nach dem Einnehmen einer aufrechten Körperposition. Durch Hinlegen tritt mehr oder weniger rasch Besserung ein. Der Kopfschmerz ist im Nacken und am Hinterkopf oder an der Stirn am stärksten, gelegentlich kommen Übelkeit und Erbrechen hinzu. Die Erklärung für die haltungsabhängigen Beschwerden liegt darin, daß bei vermindertem Nervenwasserdruck bzw. verminderter Nervenwassermenge in aufrechter Körperhaltung das Gehirn infolge der Schwerkraft etwas nach unten sackt und so die schmerzempfindlichen Hirnhäute, Brückenvenen und Nerven gedehnt werden.

Kopfschmerz nur in aufrechter Körperhaltung

Die häufigsten **Ursachen** dieses Kopfschmerztyps sind ärztliche Maßnahmen: Nervenwasserentnahme (Lumbalpunktion) zu diagnostischen Zwecken, Kontrastmitteldarstellung des Nervenwasserraums etwa bei Bandscheibenschäden (Myelographie) oder eine Schmerzblockade bei Operationen (Spinalanästhesie) mit Verletzung der harten Hirnhaut können zu Nervenwasserunterdruck-Kopfschmerzen führen. Sehr viel seltener treten die Beschwerden auch nach einem Unfall oder ohne erkennbare Ursache auf.

Die Ursache des Nervenwasserunterdrucks ist der **Verlust von Nervenwassser** durch ein sich verzögert schließendes Leck in der Rückenmarkshaut, das durch die Punktionsnadel, eine Unfallverletzung oder Operation (auch am Kopf mit Nervenwasseraustritt in die Nase oder das Ohr) entstand. Bei den spontan auftretenden Fällen ist die Ursache möglicherweise auch ein verstärkter Abfluß des Nervenwassers.

Behandlung: In leichteren Fällen hilft wiederholtes Hinlegen, zusätzlich einfache Schmerzmittel wie Acetylsalicylsäure oder Paracetamol. Auch Koffein und das chemisch verwandte Theophyllin (beispielsweise Euphyllin retard®) sind wirksam. In ausgeprägten Fällen kann vorübergehend Bettruhe notwendig sein, außerdem können Flüssigkeitsinfusionen oder eine Eigenblutspritze in den Spinalkanal an der Stelle der Nervenwasserentnahme zum Abdichten des Lecks Linderung schaffen.

In ausgeprägten Fällen Eigenblutinjektion an der Stelle des Lecks

Entzündungen

Hirnhautentzündungen gehen mit Fieber und schwerem Krankheitsgefühl einher

Bei Infektionen der Hirnhäute (**Meningitis**) oder des Gehirns selbst (**Encephalitis**) gehören starke Kopfschmerzen zu den wichtigsten Symptomen. Sie sind verbunden mit Nackensteifigkeit, Lichtscheu, schwerem Krankheitsgefühl und Fieber. Der Schmerz wird häufig hinter den Augen empfunden und verschlechtert sich bei Augenbewegungen. Bei einer bakteriellen Entzündung sind die Beschwerden stärker ausgeprägt als bei einer durch Viren verursachten. Die Diagnose muß schnell durch Untersuchung des Nervenwassers gesichert und im Falle von Bakterien die Behandlung mit Antibiotika begonnen werden. Gelegentlich sind die Nasennebenhöhlen oder die Ohren die Ausgangsherde. Es gibt auch weniger dramatisch verlaufende, **chronische Hirnhautentzündungen**, die mit Kopfschmerzen einhergehen können und erst durch eine Nervenwasseruntersuchung erkannt werden.

Chronische Formen kommen ebenfalls vor

Auch ein eitriger **Abszeß** kann im Gehirn vorkommen. Er entsteht durch einen bakteriellen Streuherd im Körper, zum Beispiel bei Kindern mit Herzfehler, bestimmten Lungenfehlern (Bronchiektasen) oder bei fortgeleiteten Entzündungen der Nasennebenhöhlen, Ohren oder Zähne. Ein solcher Herd wird aber nicht immer gefunden. Die Kopfschmerzen entstehen durch die raumfordernde Wirkung des Abszesses, meist treten neurologische Störungen und Krampfanfälle hinzu sowie Fieber und Entzündungszeichen im Blut. Die Behandlung erfolgt mit **Antibiotika**. Meist muß zusätzlich der Abszeßinhalt abgesaugt oder der Abszeß operativ entfernt werden.

Hirntumoren

Patienten mit chronischen Kopfschmerzen hegen häufig die Befürchtung, einen Hirntumor zu haben. Glücklicherweise ist dies nur zu einem sehr geringen Prozentsatz der Fall. Falls ein Hirntumor vorliegt, treten allerdings in 60 bis 80 Prozent früher oder später Kopfschmerzen auf, nur bei der Hälfte davon sind sie jedoch das erste Symptom. **Ein Hirntumor äußert sich häufiger zuerst durch andere Störungen** wie Lähmungen, Sensibilitätsstörungen, Sprachstörungen oder eine Beeinträchtigung der Wachheit und der Intelligenz. Nicht selten ist ein epileptischer Anfall das erste Anzeichen eines Hirntumors. Auch die Änderung von bekannten Kopfschmerzbeschwerden kann ein Warnzeichen sein.

Der tumorbedingte Kopfschmerz ist meist diffus, dumpf, mäßig stark und verschlechtert sich bei körperlicher Anstrengung oder Wechsel der Körperhaltung (Aufstehen oder Hinlegen). Tumoren in der hinteren Schädelgrube erzeugen häufig Nacken- und Hinterkopfschmerzen, sie können jedoch auch in die Stirn- und Augenregion projiziert werden. Anfangs tritt der Schmerz unregelmäßig, später dauerhaft auf. Oft kommen Übelkeit und Erbrechen hinzu. Das Erbrechen kann den Kopfschmerzen auch um Tage bis Wochen vorausgehen, besonders verdächtig ist morgendliches Erbrechen ohne Übelkeit.

Zum Nachweis sind bildgebende Untersuchungen wie die Computertomographie (mit und ohne Einspritzung von Kontrastmittel) oder eine Kernspintomographie des Schädels nötig. Gutartige Tumoren lassen sich oft erfolgreich operieren. Die Kopfschmerzen sprechen gut auf abschwellende Medikamente oder Bestrahlung an.

Neurologische Störungen oder ein epileptischer Anfall weisen eher auf einen Tumor hin als Kopfschmerzen; charakteristisch ist Erbrechen ohne Übelkeit

Kopfschmerz durch Substanzen oder deren Entzug

Gelegentlich auftretende oder chronische Kopfschmerzen können auch durch Substanzen oder Gifte in Nahrungs- und Genußmitteln, am Arbeitsplatz, in der Umwelt oder selbst in Medikamenten verursacht werden. Bei der akuten Substanzwirkung – wenn also kurze Zeit nach der Aufnahme Beschwerden auftreten – sind die Zusammenhänge meist offensichtlich. Bei einer chronischen Substanzwirkung fällt die Ursache weniger ins Auge, eine regelmäßige Exposition über längere Zeit ist die Voraussetzung für die Entwicklung von Kopfschmerzen. Dasselbe gilt für Kopfschmerzen bei chronischem Schmerzmittelgebrauch.

Akute Substanzwirkung

Genußmittel: Alkohol und Nikotin

Innerhalb von drei Stunden nach Alkoholgenuß können sich, je nach Menge und vorherigem Befinden, Kopfschmerzen einstellen. Als Ursache wird die gefäßerweiternde Wirkung des Alkohols vermutet, die über einen zentralen Mechanismus zustande kommt. Neben dem Alkohol spielen dabei auch nichtalkoholische Inhaltsstoffe der Getränke eine Rolle. Auf die migräneauslösenden Inhaltsstoffe von Rotweinen oder anderen Spirituosen wurde bereits hingewiesen. Auch Nikotingenuß kann akute Kopfschmerzen hervorrufen.

Bekannter als der akute Alkoholkopfschmerz ist der **Katerkopfschmerz**, der mehrere Stunden nach übermäßigem Alkoholgenuß durch den sinkenden Alkoholspiegel und seine Abbauprodukte entsteht. Er kann von Übelkeit und Schwindel begleitet sein und entspricht einem akuten Entzugskopfschmerz (Abb. 20).

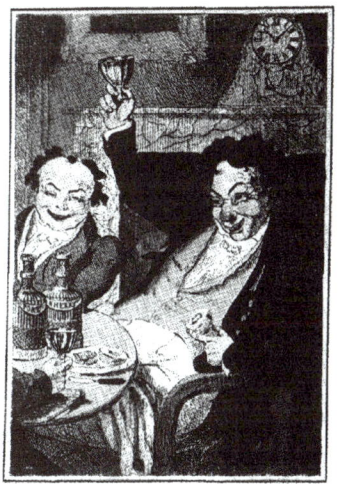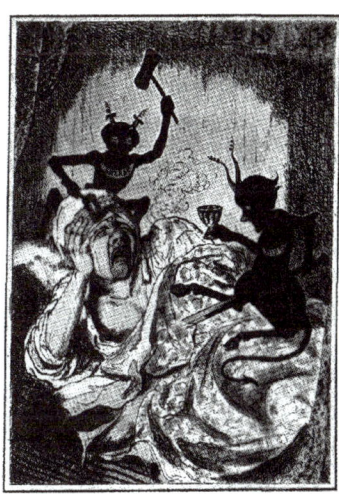

Abbildung 20:
Katerkopfschmerz
(George Cruikshank,
1792–1878)

Die **Behandlung** beider Kopfschmerzformen erfolgt **mit einfachen Schmerzmitteln** wie Acetylsalicylsäure. Weil beim Katerkopfschmerz häufig gleichzeitig der Magen gereizt ist und Acetylsalicylsäure diese Beschwerden noch verstärkt, enthalten einige Kopfschmerzpräparate Puffersubstanzen gegen die Magenübersäuerung.

Nitrit- und Nitratkopfschmerz

Nitrite werden unter anderem zur **Konservierung** von Fleisch, Fisch und Wurstwaren eingesetzt. Nach dem Verzehr solcher Produkte können manche Personen einen vorübergehenden Kopfschmerz bekommen, der auch »Hot-dog-Kopfschmerz« genannt wird. Er setzt innerhalb einer Stunde nach Verzehr der Speise ein. Salate enthalten oft noch Nitrate aus den **Düngemitteln**; waschen hilft jedoch wenig, da die Pflanzen das Nitrat in ihre Zellen aufnehmen. Auch in **Medikamenten** können Nitrate enthalten sein, zum Beispiel in Präparaten zur Anfallsbehandlung bei Herzkranzgefäßbeschwerden (Angina pectoris) wie **Nitroglyzerin** (zum Beispiel Nitrolingual®) und Isosorbiddinitrat (zum Beispiel Isoket®). Der Kopfschmerz tritt rasch nach der Anwendung auf. Nitrit- und Nitratkopfschmerz entstehen vermutlich durch die ge-

Nitrit und Nitrat wirken gefäßerweiternd

fäßerweiternde Wirkung. Migränepatienten reagieren hierauf besonders empfindlich. Bei Cluster-Kopfschmerzpatienten können Nitropräparate in der Cluster-Periode Attacken auslösen.

Natriumglutamat-Kopfschmerz

Glutamat – nicht nur im Chinarestaurant

Natriumglutamat wird als **Geschmacksverstärker** in der asiatischen Küche verwendet, besonders in Suppen und Sojasaucen. In letzter Zeit findet es sich vermehrt auch in nichtasiatischen Speisen wie Tiefkühlfertiggerichten, Konservenmahlzeiten, Fertigsaucen oder Salatdressings. Bei manchen Personen tritt innerhalb von einer Stunde nach der Mahlzeit das sogenannte »**Chinarestaurant-Syndrom**« auf. Neben den Kopfschmerzen kommt es zu einem Druckgefühl in der Brust, brennenden Mißempfindungen im Brustraum, am Hals oder an den Schultern, einem Hitzegefühl im Gesicht, Schwindel und gelegentlich Bauchschmerzen oder Durchfall. Alle Beschwerden verschwinden nach einiger Zeit von selbst. Das Gewürz und die entsprechenden Gerichte sollten von den betroffenen Personen gemieden werden.

Andere Nahrungsbestandteile

Vorsicht bei Käse, Rotwein und Schokolade

Gelegentlich führen **tyraminhaltige** Speisen (besonders stark gereifte Käsesorten wie Camembert oder »Harzer«, aber auch Rotweine) zu migräneartigen Kopfschmerzen, bei Migränepatienten können Migräneattacken ausgelöst werden. Ähnliches gilt für **Phenylethylamin**, das in Schokolade und Kakao enthalten ist. Tyraminhaltige Speisen müssen auch bei einer Therapie mit Monoaminoxidase-Hemmern (»MAO-Hemmern«) gemieden werden, die gegen Depressionen eingesetzt werden, da es zu Blutdruckentgleisungen mit Kopfschmerzen kommen kann.

Vergiftungen

Akute Kopfschmerzen treten bei zahlreichen Vergiftungen auf. Während eine schwere Vergiftung mit anderen dramatischen Krankheitszeichen verbunden ist, können sich leichtgradige Formen durch Kopfschmerzen und andere Beschwer-

den wie Übelkeit, Schwindel, Müdigkeit und Konzentrationsstörungen bemerkbar machen. Das farb- und geruchlose **Kohlenmonoxid** entsteht in Garagenräumen bei laufendem Auto-
motor, beim Betrieb schlecht abziehender Öfen in Altbauwoh-
nungen oder durch starkes Rauchen in schlecht belüfteten
Räumen. Wird dieser Schadstoff zu spät bemerkt, kann es (in
den ersten beiden Beispielen) zu tödlichen Vergiftungen kommen.

Organische Lösungsmittel werden in chemischen Betrieben und chemischen Reinigungen verwendet (Perchlorethy-
len) sowie in Farben und Lacken. Vorsicht ist bei Anwendung
in geschlossenen Räumen geboten; das gleiche gilt für Insek-
tenvernichtungsmittel. Lösemittelfreie Farben und Lacke sollten deshalb bevorzugt werden. Das fortgesetzte Einatmen von
Benzindämpfen zum Beispiel an der Tankstelle kann ebenfalls
Kopfschmerzen hervorrufen, ebenso eine Fülle von in der in-
dustriellen Produktion verwendeten Substanzen.

> Besonders
> gefährlich sind:
> Kohlenmonoxid (CO)
> Benzin
> Lösemittel
> Pestizide

Drogen

Schließlich sind noch psychotrope Substanzen wie **Kokain**, »**Crack**« oder **Marihuana** zu nennen, die außer einer
Vielzahl von Nebenwirkungen auch Kopfschmerzen nachsichziehen können.

Chronische Substanzwirkung

Nach den Kriterien der IHS ist ein Zusammenhang von
Kopfschmerzen mit einer chronischen Substanzwirkung anzunehmen, wenn die Substanz täglich über mindestens drei
Monate lang zugeführt wird, die Kopfschmerzen an mindestens 15 Tagen im Monat auftreten und innerhalb eines Monats nach Beendigung der Substanzzufuhr verschwinden.

Medikamente

Eine Vielzahl von Medikamenten kann **bei Daueranwendung** Kopfschmerzen hervorrufen oder schon bestehende
Kopfschmerzen in ihrer Häufigkeit oder Intensität verstärken.

> Viele Medikamente
> kommen in Frage

Bei dazu veranlagten Personen sind die wichtigsten Substanzgruppen harntreibende Substanzen (Diuretika), Mittel gegen Rheuma, Schlafmittel, Beruhigungsmittel, Herz- und Blutdruckmedikamente und Mittel gegen Infektionen (Antibiotika, Tuberkulosemittel). Zum Einfluß von Hormonpräparaten wie der empfängnisverhütenden »Pille« auf den Migränekopfschmerz siehe Seite 36. Wenn Sie einen zeitlichen Zusammenhang zwischen neuaufgetretenen oder verstärkten Kopfschmerzen und der Einnahme eines Medikamentes bemerken, teilen Sie das unbedingt Ihrem Arzt mit.

Schmerzmittelkopfschmerz

Die regelmäßige Anwendung von Kopfschmerzmitteln erzeugt Kopfschmerzen

Kopfschmerzmittel führen bei chronischer Anwendung zu Dauerkopfschmerzen. Besonders häufig trifft das für die in Deutschland sehr populären Kombinationspräparate zu. Kombinationspräparate enthalten neben Schmerzmitteln häufig Koffein, Ergotamintartrat oder Dihydroergotamin, aber auch Kodein, Beruhigungs- und Schlafmittel (siehe Seite 52 f). Hundert Tabletten oder Zäpfchen im Monat reichen nach den IHS-Kriterien aus, um einen Schmerzmittelkopfschmerz hervorzurufen. Bei empfindlichen Menschen kann diese Schwelle jedoch niedriger liegen. Die **kritische Monatsdosis**, das heißt die Monatsdosis, die bei regelmäßiger Anwendung einen

Die kritische Monatsdosis ist bei Kombinationspräparaten niedriger

Schmerzmittelkopfschmerz hervorrufen kann, ist individuell verschieden. Bei Kombinationspräparaten ist diese Schwelle für die Einzelinhaltsstoffe niedriger als bei ihrer Anwendung allein.

Abbildung 21: Schmerzmittelkopfschmerz. Schmerzzonen und typische Merkmale

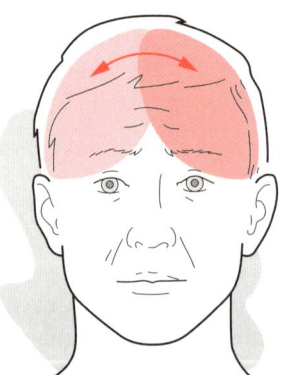

- beidseitiger oder einseitig betonter Schmerz
- leichtgradig, diffus, dumpf oder pulsierend
- ganztägig, morgens stärker
- leichte Migränebegleiterscheinungen
- bessert sich für kurze Zeit auf Schmerzmittel

Spätestens wenn Sie häufiger an mehr als 10 Tagen im Monat Kopfschmerzmittel einnehmen, müssen Sie zum Arzt – Ihre Kopfschmerztherapie ist unzureichend!

Als Mechanismus der Kopfschmerzentstehung wird eine medikamenteninduzierte **Senkung der Schmerzschwelle** vermutet. Ein Schmerzmittelkopfschmerz entwickelt sich aus bisher unbekannten Gründen nur bei Kopfschmerzpatienten. Sie nehmen die Mittel meist wegen einer Migräne oder eines Kopfschmerzes vom Spannungstyp, häufig auch nach Schädel- oder Halswirbelsäulenverletzung (Schleudertrauma). Es wird geschätzt, daß 0,5 bis 1 Prozent der Migränekopfschmerzpatienten und etwa 0,5 Prozent der Menschen mit chronischem Spannungskopfschmerz in einen Schmerzmittelkopfschmerz hineingeraten.

Schmerzmittelkopfschmerz nur bei Kopfschmerzpatienten

Da ein Absetzen des Medikamentes sofort verstärkte Kopfschmerzen nach sich zieht, denkt der Patient zunächst nicht daran, seinen Medikamentenmißbrauch einzustellen. Im Falle des Ergotamins wird eine möglichst frühe Anwendung in der Migräneattacke empfohlen, also nehmen gerade besonders pflichtbewußte und gewissenhafte oder auch ängstliche Patienten schon bei morgendlichem Unwohlsein oder leichten Kopfschmerzen ihre Medikamente ein und geraten so in den **Teufelskreis**. Wenn in den Schmerzmitteln zusätzlich psychisch wirksame Substanzen wie Tranquilizer (Benzodiazepine) oder Koffein enthalten sind, werden sie auch wegen ihrer beruhigenden, antriebssteigernden oder stimmungsaufhellenden Effekte genommen. In diesen Fällen ist die Gefahr für eine allmähliche Dosissteigerung besonders groß.

Absetzen hat verstärkte Kopfschmerzen zur Folge

Begleitstoffe erhöhen die Gefahr der Gewöhnung

Im Laufe der Zeit treten neben den Kopfschmerzen auch noch weitere Befindlichkeitsstörungen auf, zum Beispiel Übelkeit, Durchblutungsstörungen und Schwindel, sowie, je nach den Inhaltsstoffen der eingenommenen Präparate, Schleimhautentzündungen im Magen oder Darm und in schweren Fällen Leber- und Nierenschäden.

Im Falle des **Ergotaminmißbrauchs** kommt es zu einem zuletzt täglich auftretenden, diffusen und drückenden, auch pulsierenden beidseitigen Kopfschmerz. Er unterscheidet sich vom Migränekopfschmerz durch das Fehlen von abgrenzbaren Kopfschmerzattacken und migränetypischen Begleitsym-

Ergotaminkopfschmerz als Entzugskopfschmerz

Abbildung 22:
Die Schmerzmittel-
spirale

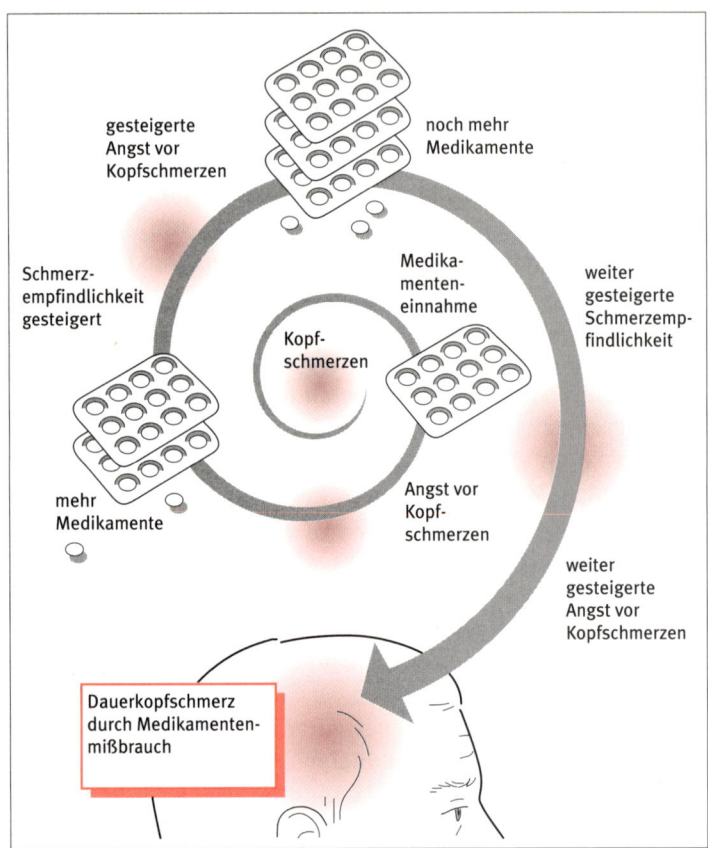

ptomen. Im engeren Sinne liegt ein Ergotamin-Entzugskopf-
schmerz vor. Er tritt infolge des über Nacht absinkenden Er-
gotaminspiegels im Blut vor allem morgens auf. Nach den
IHS-Kriterien tritt der Dauerkopfschmerz auf, wenn täglich
mehr als zwei Milligramm (mg) Ergotamin als Tablette oder
ein Milligramm (mg) als Zäpfchen verwendet werden, aber
auch niedrigere Dosen können manchmal einen Dauerkopfschmerz bedingen. Gelegentlich hält der Effekt von Ergotamin auch länger vor (bis zu drei Tage), so daß sich der Entzug
nur jeden zweiten oder dritten Tag bemerkbar macht und
dann wieder Ergotamine eingenommen werden. Frauen sind
deutlich häufiger betroffen als Männer. Auch die **neuen
Serotoninagonisten** wie das Sumatriptan können bei Dauergebrauch einen (allerdings schwächeren) Schmerzmittelkopf-

schmerz hervorrufen, obwohl sie nicht so lange im Blut zirkulieren wie das Ergotamin.

Die einzige Therapiemöglichkeit ist der Schmerzmittelentzug unter ärztlicher Aufsicht. Am schnellsten gelingt der Entzug, wenn keine psychisch wirksamen Substanzen oder nur Ergotamine eingenommen wurden und die Dauer des Schmerzmittelmißbrauchs noch kurz ist. In schweren Fällen und nach vergeblichen Vorversuchen durch den Patienten selbst muß er **stationär im Krankenhaus** durchgeführt werden, besonders wenn gleichzeitig Schlaf- oder Beruhigungsmittel oder Kodein (oft in Mischpräparaten) regelmäßig eingenommen wurden. Bei guter Mitarbeit des Patienten und Unterstützung aus seinem sozialen Umfeld ist der Entzug **ambulant** möglich. Er sollte am besten vor einem Wochenende beginnen und innerhalb von maximal einer Woche ausgestanden sein.

Stationärer Entzug kann erforderlich sein

Die zu erwartenden **Entzugskopfschmerzen** sollten in der Regel behandelt werden. Sie treten innerhalb der ersten zwei Tage auf und können an Heftigkeit noch weiter zunehmen. Meistens dauern sie einige Tage bis zu einer Woche, im Extremfall bis zu drei Wochen. Sie dürfen je nach eingenommenen Substanzen nur mit Schmerzmitteln wie Acetylsalicylsäure, Paracetamol, Ibuprofen oder Naproxen, falls möglich nur mit nichtmedikamentösen Maßnahmen (siehe Seite 151 ff) behandelt werden. Unterstützend hilft ein trizyklisches Antidepressivum wie Amitriptylin, gerade wenn ein Spannungskopfschmerz oder Kombinationskopfschmerz zum Schmerzmittelmißbrauch geführt hat. Je nach Inhaltsstoffen können auch andere Entzugserscheinungen auftreten wie Schaflosigkeit, Angst, Schwitzen und Herzrasen, Übelkeit, bei Tranquilizern und Schlafmitteln im Extremfall auch ein epileptischer Anfall. Diese Substanzen dürfen daher nicht abrupt abgesetzt werden, sondern werden langsam über einige Wochen ausschleichend gegeben.

Entzugskopfschmerzen behandeln

Nach dem Schmerzmittelentzug verschwindet leider nur der medikamentenbedingte Dauerkopfschmerz, während die ursprüngliche Kopfschmerzproblematik bestehen bleibt. Diese kann jedoch dann nach den schon geschilderten Grundsätzen gezielt behandelt werden. Bei manchen Patienten stellt sich erst nach dem Entzug endgültig heraus, welcher Kopfschmerz ursprünglich vorgelegen hat und welche Therapie am sinnvollsten ist.

Die ursprüngliche Kopfschmerzproblematik zeigt sich nach dem Entzug und kann dann gezielt behandelt werden

Vom richtigen Umgang mit Kopfschmerzmitteln

1. Überlegen Sie, ob eine Tablette wirklich nötig ist. Nutzen Sie nichtmedikamentöse Strategien (Seite 155 ff)
2. Verwenden Sie Monopräparate mit nur einem Wirkstoff, eine Auswahl ist im Anhang aufgeführt. Je mehr Inhaltsstoffe Kopfschmerzmittel enthalten, desto weniger sind sie in der Regel geeignet.
3. Auf keinen Fall sollten Sie regelmäßig Kopfschmerzmittel einnehmen. **Wenn Sie an mehr als 10 Tagen im Monat Schmerzmittel brauchen, wird es kritisch.** Sie sollten Ihre Eigenbehandlung aufgeben und offen mit Ihrem Arzt sprechen.
4. Auch freiverkäufliche Schmerzmittel (ASS, Ibuprofen, Paracetamol) können bei Daueranwendung schwere Nebenwirkungen hervorrufen. Wenn Sie eine Leber- oder Nierenerkrankung haben, sind auch diese Mittel nicht immer geeignet. Lassen Sie sich vom Apotheker beraten.
5. Wenn Sie oft Migräne haben, denken Sie zusammen mit Ihrem Arzt über eine Prophylaxe mit oder ohne Medikamente nach. Sie sollten auch bei gut wirksamer Akutmedikation, die Ihr Arzt verschreibt, nicht mehr als fünf oder sechs Attacken im Monat in Eigenregie behandeln.
6. Achten Sie auf die Warnzeichen des Schmerzmittelkopfschmerzes: Brauchen Sie immer mehr und immer stärkere Mittel für eine Attacke? Kommen zu den typischen Migräneattacken immer häufiger andere Kopfschmerzen hinzu? Haben Sie immer häufiger Kopfschmerzen?
7. Opiate oder Opioide und Schmerzmittel mit Schlaf- oder Beruhigungsmitteln haben in der Kopfschmerztherapie, von Einzelfällen abgesehen, nichts zu suchen. Wenn Ihre Ärzte keinen Rat mehr wissen, erkundigen Sie sich nach einem Kopfschmerzspezialisten.

Andere Substanzen

Auch bei Menschen, die den schon oben genannten Chemikalien und Lösungsmitteln in Farben, Lacken oder chemischen Betrieben dauerhaft ausgesetzt sind (**chronische Exposition**), können Kopfschmerzen auftreten. Ähnliche Beschwerden werden infolge unzureichend funktionierender Klima- oder Luftbefeuchtungsanlagen auch und gerade in modernen Büroräumen beobachtet (»**Sick-Building-Syndrom**«).

Entzugskopfschmerz

Auf den Kopfschmerz bei Entzug von Ergotaminen oder anderen Kopfschmerzmitteln wurde bereits hingewiesen. Bei sehr starken Kaffee- oder Colatrinkern kommt es zu einem **Koffeinentzugskopfschmerz**, wenn die weitere Zufuhr unterbleibt. Der Kopfschmerz tritt am ersten oder zweiten Tag nach Koffeinabstinenz auf, oft am Wochenende, und kann bis zu sechs Tagen andauern. Nach den IHS-Kriterien beträgt der monatliche Koffeinkonsum in solchen Fällen vorher mindestens 15 Gramm, das sind je nach Kaffeestärke 150 bis 300 Tassen Kaffee. Weitere Begleiterscheinungen sind Müdigkeit, Konzentrationsstörungen und Stimmungsschwankungen. Auch hier hilft nur der Entzug.

Bei **starken Rauchern** kommt es zu ähnlichen Beschwerden bei Nikotinabstinenz. Nach Gewöhnung an Schlaf- oder Beruhigungsmittel kann der Entzug ebenfalls mit Kopfschmerzen verbunden sein.

Auch Koffein- und Nikotinentzug kann Kopfschmerzen bereiten

Kopfschmerz bei Infektions- krankheiten und Stoffwechselstörungen

Infektionen

Während und auch eine gewisse Zeit nach Virusinfekten (zum Beispiel einem grippalen Infekt) oder bakteriellen Erkrankungen (zum Beispiel Lungenentzündung) können Kopfschmerzen auftreten. Sie sind in der Regel diffus, zum Teil betont an der Stirn, hinter den Augen oder stechend. Die Behandlung erfolgt mit einfachen Schmerzmitteln wie Paracetamol oder ASS.

Fieber

Führt zu pochenden, diffusen Kopfschmerzen an Stirn und Schläfe, auch in der Augenregion und im Nacken. Veränderungen der Gefäßspannung werden als Ursache vermutet. Eine Nackensteifigkeit fehlt, wenn keine Hirnhautentzündung vorliegt. Die Behandlung erfolgt mit einfachen Schmerzmitteln wie ASS oder Paracetamol, die gleichzeitig fiebersenkend wirken.

Höhenkopfschmerz

Nach raschem Aufstieg in Höhen oberhalb 3000 Meter (Bergsteiger, Flugzeuginsassen) kann innerhalb von 24 Stunden ein Höhenkopfschmerz auftreten, mit dem meist eine beschleunigte flache Atmung einhergeht. Sauerstoffmangel ist nicht die einzige Ursache, Flüssigkeitszufuhr und Ausgleich von Mineralien können ebenfalls helfen. Da als Ursache ein Ödem des Gehirns angenommen wird, kann zur Vorbeugung niedrigdosiertes Cortison oder ein harntreibendes Mittel (Diuretikum) verschrieben werden, falls diese Maßnahmen nicht ausreichen.

Sauerstoffmangel

Wenn die Sauerstoffsättigung im Blut infolge zu niedrigen Sauerstoffdrucks (zum Beispiel im Flugzeug), bei Lungenfehlern oder in den Atempausen beim Schlaf-Apnoe-Syndrom zu niedrig ist (70 mm Quecksilbersäule oder weniger), können ebenfalls Kopfschmerzen entstehen. In schlecht belüfteten Räumen ist der CO_2-Gehalt der Luft zu hoch. Kohlendioxid erweitert die Gefäße und kann so Kopfschmerzen hervorrufen.

Unterzucker

Unterzucker (Grenzwert 2,2 mmol/l im Blut) stellt sich im Hungerzustand, nach einer sehr reichlichen Nahrungsaufnahme (wenn Insulin ausgeschüttet wird und dadurch der Blutzucker stark absinkt) sowie nach Insulingaben bei Diabetikern ein. Auch Unterzucker kann ein Grund für Kopfschmerzen sein.

Bluterkrankungen

Bei Blutarmut (Anämie) und anderen Bluterkrankungen wie Polyzythämia vera kommen ebenfalls gehäuft Kopfschmerzen vor. Bei der Polyzythämie kann ein drückender Kopfschmerz bei manchen Patienten eine Zunahme der Blutbildveränderung anzeigen. Über die Erhöhung des Venendrucks kann auch eine ausgeprägte **Herzschwäche** Kopfschmerzen verursachen.

Nierenfunktionsstörungen

Eine akute Nierenfunktionsstörung kann zu einer Gehirnschwellung führen, die von diffusen Kopfschmerzen begleitet ist. Bei Patienten mit einer chronischen Nierenfunktionsstörung, die sich regelmäßig einer Blutwäsche (Hämodialyse) unterziehen müssen, können während dieser Behandlung durch die damit verbundene Veränderung der Zusammensetzung von Blut und Gewebsflüssigkeit Kopfschmerzen auftreten, die innerhalb von 24 Stunden wieder abklingen. Durch leichte Veränderung der Behandlung kann dieser Kopfschmerztyp verhindert werden.

Bei Vorliegen von Leber- oder Nierenerkrankungen sollten Sie Arzt oder Apotheker immer über eine Kopfschmerz-Selbstmedikation informieren, da in diesen Fällen auch die freiverkäuflichen Schmerzmittel gefährlich sein können!

Schmerzen durch andere Erkrankungen an Kopf und Hals

Schädelknochen

Im Bereich von Schädelbasis und Gesichtsschädel kommen seltene Knochenerkrankungen vor, die in bestimmten Fällen umschriebene Kopf- und Gesichtsschmerzen hervorrufen können. Beispiele sind eine Knochenentzündung (Osteomyelitis) oder die Paget-Erkrankung, die bei manchen Patienten mit einer Vergrößerung des Schädels einhergeht (»der Hut wird zu klein«). Diese Erkrankungen werden aufgrund von Röntgenaufnahmen erkannt.

Hals und Halswirbelsäule

Was hat die Halswirbelsäule mit Kopfschmerzen zu tun?

Übertragener Schmerz verbindet Stirn- mit Nackenregion

Die sensiblen Nervenfasern aus den oberen vier Halswirbelsäulensegmenten übertragen die Empfindungen der oberen Halsregion und des Hinterkopfes (Knochen, Gelenke, Bänder und Muskeln). Sie melden ihre Informationen an dieselben Nervenzellverbände im oberen Rückenmark wie die Fasern des Gesichtsnervs (Trigeminusnerv), die die Empfindungen aus Stirn-, Augen- und Schläfenregion sowie die der Hirnhäute übermitteln (Abb. 23). Diese »gemeinsame sensible Endstrecke« beider Kopfregionen ist für das **Phänomen des »übertragenen Schmerzes«** von Bedeutung. Übertragener Schmerz heißt, daß Schmerzen aus einer Körperregion in eine andere »übertragen« werden, da das Gehirn aufgrund der gemeinsamen Endstrecke nicht unterscheiden kann, woher die Schmerzen kommen. Somit können Schmerzimpulse aus den oberen Halswirbelsäulensegmenten nicht nur Schmerzen in Nacken und Hinterkopf, sondern auch in der Stirnregion und

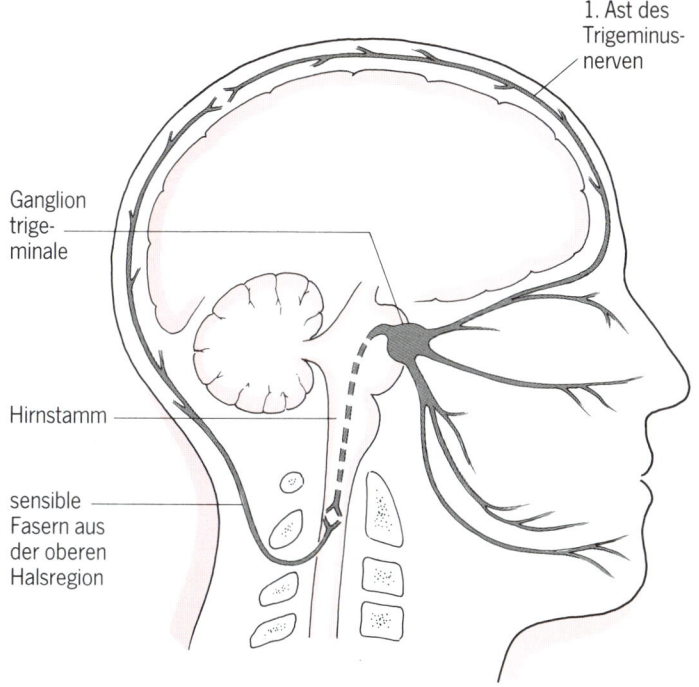

1. Ast des
Trigeminus-
nerven

Ganglion
trige-
minale

Hirnstamm

sensible
Fasern aus
der oberen
Halsregion

Abbildung 23:
Übertragener
Schmerz kommt
durch das Zusam-
mentreffen von Ner-
venfasern aus dem
Kopf- und Halsbe-
reich im Hirnstamm
zustande

in der Schädeldecke erzeugen. Das gleiche Phänomen tritt bei Durchblutungsstörungen des Herzens auf, wenn neben dem Schmerz in der Brust auch ein intensiver Schmerz im Arm verspürt wird.

Trotz dieser Zusammenhänge ist es nicht immer leicht, den Einfluß der Halswirbelsäule auf die Kopfschmerzen ein-zuschätzen. Dies wird am deutlichsten beim Kopfschmerz vom Spannungstyp, wenn Nackenmuskeln schmerzhaft sind. Wie bereits oben ausgeführt, ist nicht klar, ob die verspann-ten Muskeln Ursache oder Folge der Kopfschmerzen sind. Auch Migränepatienten berichten nicht selten, daß Halswir-belsäulenbeschwerden ihre Attacken auslösen. Dabei kann der Migränekopfschmerz im Nacken beginnen. Oft ist er von einer Verspannung der Halsmuskeln begleitet, ohne daß ein ursächlicher Zusammenhang abgeleitet werden kann. Immer wieder werden Abnützungserscheinungen, die bei einer Rönt-genuntersuchung gefunden werden, vorschnell zur Wurzel des Übels erklärt, obwohl eine Kopfschmerzerkrankung wie ein Kopfschmerz vom Spannungstyp oder eine Migräne vor-

Abnützungserschei-
nungen der Halswir-
belsäule bedingen
keine Kopfschmerz-
erkrankung

liegt. Auf die Halswirbelsäule abzielende Behandlungsmaßnahmen zeigen dann nur unzureichende Erfolge, im Gegenteil berichten nicht wenige Patienten von einer Zunahme ihrer Beschwerden. Wenn beispielsweise eine Migräne besteht, können Manipulationen an der Halswirbelsäule attackenauslösend wirken. Während die Migräne und der Kopfschmerz vom Spannungstyp vermutlich nichts oder wenig mit der Halswirbelsäule zu tun haben, gibt es jedoch durchaus halswirbelsäulenbedingte Kopfschmerzen.

Wie äußern sich halswirbelsäulenbedingte Kopfschmerzen?

Die Untersuchung von Halswirbelsäule und Halsmuskeln zeigt Funktionsstörungen

Der halswirbelsäulenbedingte Schmerz liegt in der Hals- und Hinterkopfregion, ist oft einseitig und von dumpf-ziehendem, bohrendem Charakter. Er kann in Stirn, Augenhöhle, Schläfe, Gesicht oder Ohr ausstrahlen. Zusätzlich können sich stärkere, stechend-schneidende Schmerzen überlagern. Selten tritt auf der betroffenen Seite eine verstärkte Tränenneigung oder eine Schwellung der Augenregion auf, auch migräneartige Erscheinungen wie Übelkeit, Erbrechen, Lärm- und Lichtscheu kommen in Einzelfällen vor. Der Schmerz läßt sich durch bestimmte Kopfbewegungen oder Kopfhaltungen oder durch Druck auf bestimmte Punkte an der Halswirbelsäule oder am Hinterkopf auslösen. Gelegentlich strahlt zusätzlich ein Schmerz in Schulter oder Arm aus. Die Muskeln am Hals

Abbildung 24:
Halswirbelsäulen-kopfschmerz.

Schmerzzonen und typische Merkmale

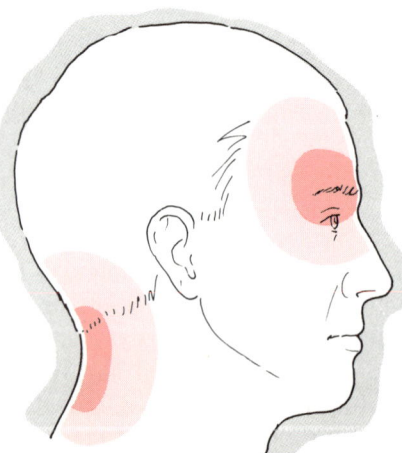

• Kann durch Halsbewegung oder Kopfhaltung ausgelöst werden
• Halswirbelsäule eingeschränkt beweglich
• Halsmuskeln schmerzhaft

sind in der Regel druckschmerzhaft, die Beweglichkeit der Halswirbelsäule ist oft eingeschränkt.

Welche Zusatzuntersuchungen sind erforderlich?

Wenn der Arzt bei der körperlichen Untersuchung etwas Auffälliges bemerkt (Druckschmerz, Bewegungseinschränkung, Auslösung der Schmerzen in bestimmter Kopfposition, Muskelhartspann), veranlaßt er **Röntgenaufnahmen** der Halswirbelsäule, die zusätzlich in gebeugter und gestreckter Kopfhaltung durchgeführt werden sollten. Hier zeigen sich Störungen der Beweglichkeit oder Fehlhaltungen, knöcherne Veränderungen der oberen Halswirbel wie beim Rheuma, Zeichen von alten Halswirbelverletzungen und anderen Veränderungen. Auch Abnutzungserscheinungen (zum Beispiel Arthrose) der oberen Wirbelgelenke sind erkennbar, wie sie nach Unfällen auftreten können, bei denen es zu Verletzungen der Halswirbelsäule gekommen ist. In den unteren Halswirbeln sind Abnutzungserscheinungen mit zunehmendem Alter normal und müssen nicht im Zusammenhang mit den Kopfschmerzen stehen.

Röntgenaufnahmen zeigen Veränderungen

Bei streng einseitigen Kopfschmerzen kann es sinnvoll sein, zur Bestätigung der Diagnose die betroffene Nervenwurzel örtlich zu betäuben. Gelegentlich wird dadurch sogar eine längerdauernde Linderung erreicht. Allerdings darf der Patient nach einer Blockade mehrere Stunden lang nicht selbst autofahren, da vorübergehende Koordinationsstörungen auftreten können.

Die Betäubung einer Nervenwurzel am Hals kann die Diagnose absichern

Wie wird der halswirbelsäulenbedingte Kopfschmerz behandelt?

Vorbeugung: Verspannungen und Fehlhaltungen der Halswirbelsäule und ihrer umgebenden Strukturen kann man vorbeugen durch **richtiges Sitzen** am Arbeitsplatz (Abb. 25) und bei längeren Autofahrten sowie Vermeiden von bestimmten Zwangshaltungen des Kopfes (gedrehter, geneigter Kopf), wie sie zum Beispiel beim Arbeiten am Bildschirm auftreten können. **Wirbelsäulengymnastik** zwischendurch (siehe Seite 72) entspannt zusätzlich. Auch ein körpergerechtes Liegen (gute Matratze bzw. Kopfkissen) und regelmäßiger sportlich-gym-

Richtig Sitzen am Arbeitsplatz

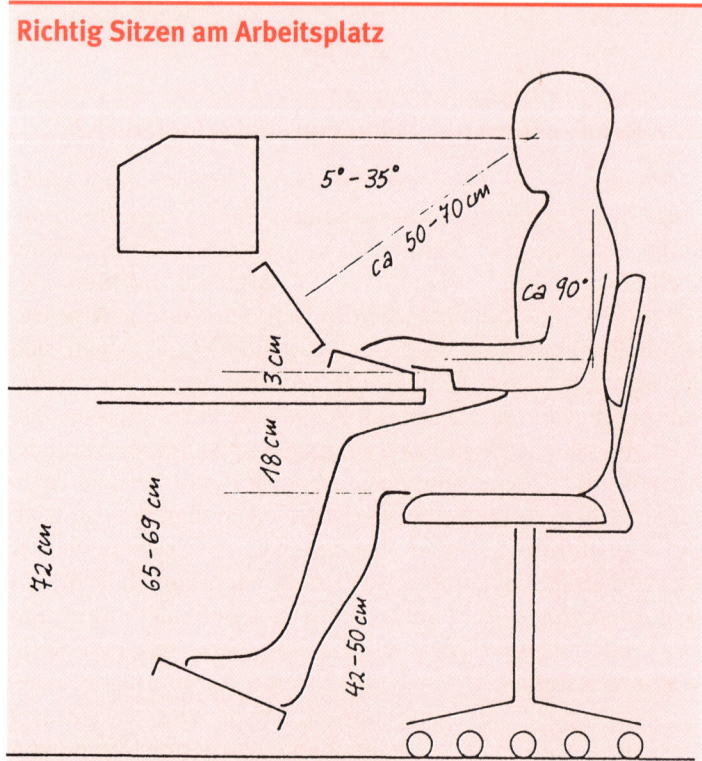

Abbildung 25
Der Schreibtischstuhl sollte Rücken und Oberschenkel gut abstützen, Knie- und Fußgelenke sollten im rechten Winkel stehen, die Füße den Boden flach berühren und die Beine leicht gespreizt sein. Wenn Ihre Beine bei der eingestellten Tischhöhe nicht bis zum Boden reichen, ist eine Fußbank zu empfehlen. Am besten eignet sich ein justierbarer Drehstuhl, der den Lendenbereich stützt und Ihnen genügend Bewegungsfreiheit läßt. Die Tastatur sollte in gleicher Höhe wie die im rechten Winkel gehaltenen Unterarme liegen.

nastischer **Bewegungsausgleich** hilft, Halswirbelsäulenbeschwerden und Muskelverspannungen vorzubeugen.

Behandlung: Den Wirbelsäulenveränderungen zugrundeliegende Erkrankungen wie Rheuma werden nach den Richtlinien der inneren Medizin behandelt. Bei schweren Veränderungen mit Einengung von Nervenwurzeln oder Rückenmark kann gelegentlich auch eine Operation notwendig werden. Bei akuten Halswirbelsäulenkopfschmerzen hilft eine **vorübergehende Ruhigstellung** mit einer stützenden Halskrawatte. Stärkere Schmerzen werden mit **einfachen Schmerzmitteln** behandelt, vorzugsweise solchen mit entzündungshemmender Wirkung wie Diclofenac oder Ibuprofen, auch in Kombination mit einer muskelentspannenden Substanz. Nervenblockaden mit und ohne Cortison können ebenfalls Linderung verschaffen. Der Behandlungsschwerpunkt liegt auf der **krankengymnastischen Behandlung** mit dem Ziel der schrittweisen Verbesserung der Beweglichkeit und Korrektur von Fehlhaltungen. Auch die Verwendung von speziell geformten Kopfkissen oder Nackenrollen für die Nacht kann hilfreich sein. Die **Transkutane Elektrische Nervenstimulation (TENS)** kann helfen, akute Schmerzverstärkungen abzufangen und Medikamente einzusparen. Die Plazierung der Elektroden erfolgt je nach der Schmerzausstrahlung. Ebenso kommen begleitend Wärme- oder Kälteanwendungen, Massage und Utraschall zum Einsatz.

Zuerst ruhigstellen und Schmerzmittel

Dann Krankengymnastik, TENS und physikalische Therapie

Chiropraktische Manöver durch einen sehr erfahrenen Therapeuten können bei akuten Schmerzen gute Erfolge haben. Sie zielen auf eine Wiederherstellung oder Verbesserung der Gelenkbeweglichkeit und werden mit und ohne »Impuls« durchgeführt. Ein Impuls ist eine durch den Chiropraktiker erzwungene, kurzfristig weitreichende Gelenkbewegung. Voraussetzung für eine solche Behandlung ist allerdings eine sehr große Erfahrung des Therapeuten und eine sehr genaue neurologische Untersuchung des Patienten, unter Umständen auch eine Kernspintomographie der Halswirbelsäulenregion. Ohne diese **besondere Vorsicht** können vor allem bei den Behandlungen mit Impuls in Einzelfällen schwerwiegende Zwischenfälle auftreten, wie z.B. Bandscheibenvorfall mit Nervenverletzung, Rückenmarksquetschung bei einer vorher bestehenden Instabilität oder Halsgefäßeinriß (Dissektion) mit Hirndurchblutungsstörungen. Zur Behandlung einer primären Kopfschmerzerkrankung wie Migräne oder Kopfschmerzen vom Spannungstyp sind chiropraktische Behandlungen nicht geeignet!

Chiropraktische Manöver sind ungeeignet bei primären Kopfschmerzformen

Spezialformen

Die **Retropharyngeale Tendinitis** ist mit Dauerschmerzen in Nacken und Hinterkopf verbunden, die sich innerhalb von drei Wochen maximal ausbilden und bei Rückwärtsbeugung des Kopfes zunehmen. Das seltene Krankheitsbild kann mit leicht erhöhter Körpertemperatur einhergehen und verschwindet nach einer zweiwöchigen Behandlung mit entzündungshemmenden Schmerzmitteln (zum Beispiel dreimal 50 mg Indometacin). Spezielle Röntgen- oder Kernspinaufnahmen zeigen als Ursache eine Entzündung im Gewebe vor der oberen Halswirbelsäule.

Das Halswirbelsäulen-Schleudertrauma

Meist Folge eines Auffahrunfalls

Die Schleuderverletzung der Halswirbelsäule ist in der Regel Folge eines Auffahrunfalles. Wird das Auto des Betroffenen von hinten angefahren, kommt es zunächst zu einer starken Überstreckung des Kopfes und der Halswirbelsäule nach hinten. Sitzt der Betroffene im auffahrenden Auto, werden Kopf und Halswirbelsäule ruckartig nach vorn geschleudert. Der geschilderte Verletzungsmechanismus führte auch zur Bezeichnung »**Peitschenschlagverletzung**«. Unmittelbar nach dem Unfall oder innerhalb von einigen Stunden treten starke Nackenschmerzen und in die Stirn ausstrahlende Kopfschmerzen auf. Je nach Schwere der Verletzung und Unfallmechanismus können auch Zeichen einer Gehirnerschütterung mit Übelkeit, Erbrechen und Schwindelbeschwerden vorliegen, gelegentlich strahlen Schmerzen in Schulter und Arm aus. Die Beweglichkeit der Halswirbelsäule ist deutlich eingeschränkt, die Nackenmuskulatur druckschmerzhaft und verspannt. Meist findet sich eine schmerzbedingte Fehlhaltung. In den Röntgenaufnahmen der Halswirbelsäule mit Funktionsaufnahmen lassen sich bei stärkeren Verletzungen knöcherne Verletzungen oder Instabilitäten nachweisen. Mit der Kernspintomographie können Weichteilverletzungen erkannt werden.

Als **Ursache** der oft hartnäckigen Beschwerden werden kleine und kleinste Verletzungen und Einblutungen von Muskeln, Bändern und Knochenhaut sowie von kleinen Wirbelgelenken und Nervenästen durch die starken Scher- und Zugkräfte vermutet. Diese sind auf Röntgenaufnahmen der Wirbelsäule nicht sichtbar. Die **Behandlung** besteht in sofortiger Ruhigstellung mit einer stabilisierenden Halskrause (»Camp«) sowie der Gabe von Schmerzmitteln mit entzündungshemmender Wirkung. Wärmeanwendungen (Rotlicht, Fango, Heizkissen, Heißluft) und transkutane Nervenstimulation (siehe Seite 164 f) sind in der Akutphase hilfreich und können Schmerzmittel mitunter auch ganz überflüssig machen. Nach Abklingen der akuten Phase, die von einigen Tagen bis zu vier Wochen dauern kann, wird schrittweise mit vorsichtigen Bewegungsübungen unter krankengymnastischer Anleitung begonnen. Das Ausmaß der Beschwerden und auch die erforderliche Zeit bis zur Erholung ist abhängig von Schwere und genauem Mechanismus des Unfalls (u. a. Aufprallgeschwindigkeit, Ausmaß des Kfz-Schadens, Stellung des Kopfes beim Aufprall).

Sofort: Ruhigstellung und Schmerzmittel

Dann: Wärme und TENS

Später: Krankengymnastik

Augen, Ohren, Nasennebenhöhlen

Augen

Verschiedene Kopfschmerztypen betreffen die Augenregion, so zum Beispiel der Cluster-Kopfschmerz, der halswirbelsäulenbedingte und der zervikogene Kopfschmerz, die chronisch paroxysmale Hemikranie und einige Gesichtsneuralgien. Doch auch Augenerkrankungen selbst können Schmerzen verursachen. **Entzündungen** oder ein **Glaukomanfall** beim grünen Star (der mit einer Erhöhung des Augeninnendrucks einhergeht) zeigen sich schon äußerlich an Augen- und Pupillenveränderungen und werden vom Augenarzt behandelt. Auch eine Entzündung der Augenmuskeln **(Myositis)** oder des **Sehnerven** kann von Kopfschmerzen begleitet sein, die bei Augenbewegungen auftreten. Die Sehnervenentzündung ist von Sehstörungen (Schleiersehen, blinde Flecken) begleitet.

Bei **Fehlsichtigkeit**, Unregelmäßigkeiten der Hornhaut **(Astigmatismus)** oder Benutzung einer **falschen Brille** können ebenfalls Kopfschmerzen auftreten; häufig sind Kinder und Jugendliche betroffen. Die Schmerzen in der Stirnregion

Sehstörungen sind nicht selten Ursache von Kopfschmerzen

oder im Augenbereich verstärken sich bei Anstrengung der Augen, zum Beispiel beim Lesen, Fernsehen oder Nähen. Typischerweise sind die Beschwerden morgens nicht vorhanden und treten erst im Tagesverlauf auf. Schulkinder können Kopfschmerzen bekommen, weil sie Schwierigkeiten haben, Geschriebenes an der Tafel zu erkennen. Die Beschwerden verschwinden durch Anpassen einer geeigneten Brille. Arbeiten bei schlechter Beleuchtung oder eine abnorme Lichtempfindlichkeit infolge einer Augentrübung oder Pupillenstörungen können ebenfalls Kopfschmerzen hervorrufen, die durch Behebung der Ursachen korrigierbar sind.

Beim **Schielen** und verborgenen Schielen, das nur nach genauer Untersuchung entdeckt wird, kommt es unter verstärkter Belastung des Sehapparates zu Kopfschmerzen im Bereich von Augen und Stirn. Kurzfristig können auch Verschwommen- oder Doppeltsehen auftreten und Schwierigkeiten bei der Umstellung von nahen auf ferne Sehziele bzw. umgekehrt. Linderung wird durch Abdecken eines Auges zur Probe erzielt. Der Augenarzt entscheidet über das weitere Vorgehen, auch über die Notwendigkeit einer Schieloperation.

Ohren

Akute Erkrankungen des Mittelohrs wie eine **Mittelohrentzündung** und auch **Entzündungen des Gehörgangs** sind schmerzhaft und können in den Kopf ausstrahlen. Chronische Entzündungen sind weitaus seltener von Schmerzen begleitet. Neuralgische Beschwerden im Ohrbereich werden weiter unten beschrieben.

Nasennebenhöhlen

Eine weitere mögliche Ursache von akuten Kopfschmerzen liegt im Bereich der Nasennebenhöhlen. **Akute Infektionen** führen zum Aufstauen des abfließenden Sekretes und zu einer Schleimhautreizung. Alle Nasennebenhöhlen können betroffen sein: Bei Erkrankungen der Stirnhöhle sitzen die Schmerzen in der Stirnmitte mit Ausstrahlung in die Scheitelregion oder hinter die Augen. Bei Erkrankung der Kieferhöhlen liegt der Schmerz im Mittelgesicht mit Ausstrahlung in die Zähne des Oberkiefers oder in die Stirn. Bei Infektionen

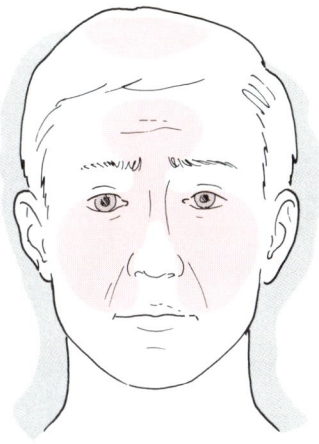

Abbildung 26:
Kopfschmerz bei
Infektion der Nasen-
nebenhöhlen

der Siebbein- oder Keilbeinhöhle wird der Schmerz hinter
oder zwischen den Augen empfunden und kann auch in die
Scheitel- oder Stirnregion und sogar in den Nacken hinein
ausstrahlen. Der Nasennebenhöhlenschmerz verschlechtert
sich bei Kopftieflage, so beim Vorwärtsbeugen, auch bei Erschütterung, Pressen oder Husten. Das Gebiet über den betroffenen Nebenhöhlen ist druck- und klopfschmerzhaft. Die
Schmerzen verschwinden durch die Behandlung der Entzündung.

Chronische Entzündungen der Nasennebenhöhlen
führen allenfalls bei akuter Verschlechterung zu Kopfschmerzen und sind im allgemeinen keine Ursache von Dauerkopfschmerzen.

Zähne und Kauapparat

Erkrankungen der Zähne sind die häufigste Ursache von
Schmerzen im Gesicht. Sie sind in der Regel gut lokalisierbar
und werden vom Zahnarzt behoben. Zahnschmerzen, besonders im Bereich der **Weisheitszähne**, können jedoch auch in
den Kopf ausstrahlen. Schmerzen von **Kiefergelenk** und **Kaumuskeln** strahlen in Schläfe, Oberkiefer und Ohr aus. Sie treten beim Kauen und Beißen auf oder nehmen beim Essen zu.

Mögliche Ursachen sind Erkrankungen des Kiefergelenks,
zum Beispiel durch Rheuma oder Arthrose, häufiger jedoch

Zahnschmerzen
sind die häufigsten
Gesichtsschmerzen

Abbildung 27:
Schmerz bei Fehlfunktion des Kauapparates

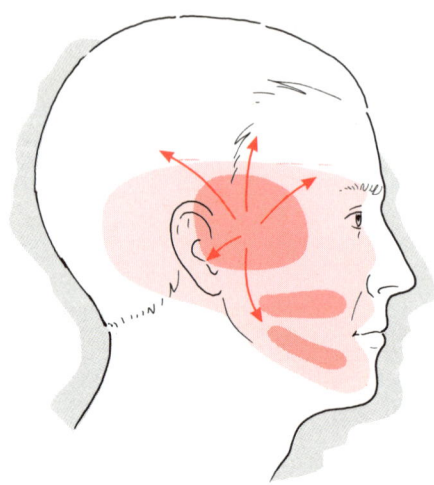

sind **Fehlfunktionen des Kauapparates** (oromandibuläre Dysfunktion). Diese können auf fehlerhafte Bißverhältnisse mit Überlastung des Gelenks und der Kaumuskeln zurückgehen oder auch auf einen Unfall mit Kieferverletzung. Meist ist jedoch **nächtliches Zähneknirschen** (Bruxismus) infolge psychischer Anspannung oder eine andere Fehlfunktion wie Zungenpressen oder Zungen-/Lippenbeißen die Ursache einer schmerzhaften Verspannung im Kauapparat. In diesen Fällen ist der Schmerz morgens nach dem Aufwachen besonders stark. Überschneidungen bestehen zu Kopfschmerzen vom Spannungstyp, wo man ebenfalls häufig eine Fehlfunktion des Kauapparates findet (Seite 68).

Die **Behandlung** richtet sich nach der Ursache der Fehlfunktion. Der Zahnarzt oder Kieferorthopäde kann die Bißverhältnisse korrigieren oder eine Aufbißschiene für die Nacht anpassen. Bruxismus und andere Fehlfunktionen können Entspannungsverfahren und Streßbewältigungstraining zugänglich sein. Muskuläre Entspannungsübungen für den Kauapparat können leicht selbst durchgeführt werden (Seite 71). Bei starken Schmerzen bringen Schmerzmittel mit entzündungshemmender Wirkung zusätzlich Linderung.

Die Trigeminusneuralgie

D er Begriff »Neuralgie« wird in der Umgangssprache häufig zur Bezeichnung verschiedenster Schmerzzustände herangezogen. Eine Neuralgie im engeren Sinne wird durch eine **Nervenirritation oder -schädigung** hervorgerufen. Bei der Trigeminusneuralgie liegt die Ursache in veränderten Gefäßen oder einer Entzündung in der Umgebung des Nerven, bei der postherpetischen Neuralgie in einer Virusinfektion, und nach Operationen oder Unfällen im Gesicht können Verletzungen von Nerven oder narbige Verwachsungen zu Neuralgien führen. Der Nervenschmerz unterscheidet sich in seinem Erscheinungsbild von den »normalen« Schmerzen, die im Gewebe durch Reizung von Schmerzfasern entstehen. Je nach Art der Nervenschädigung kann es sich um einen Dauerschmerz mit oft brennendem Charakter handeln oder um blitz- oder stromstoßartig einschießende Schmerzattacken.

Eine Neuralgie entsteht durch Irritation oder Verletzung eines Nerven

Nervenschmerzen unterscheiden sich von anderen Schmerzformen

Abbildung 28:
Die Nervenversorgung des Kopfes

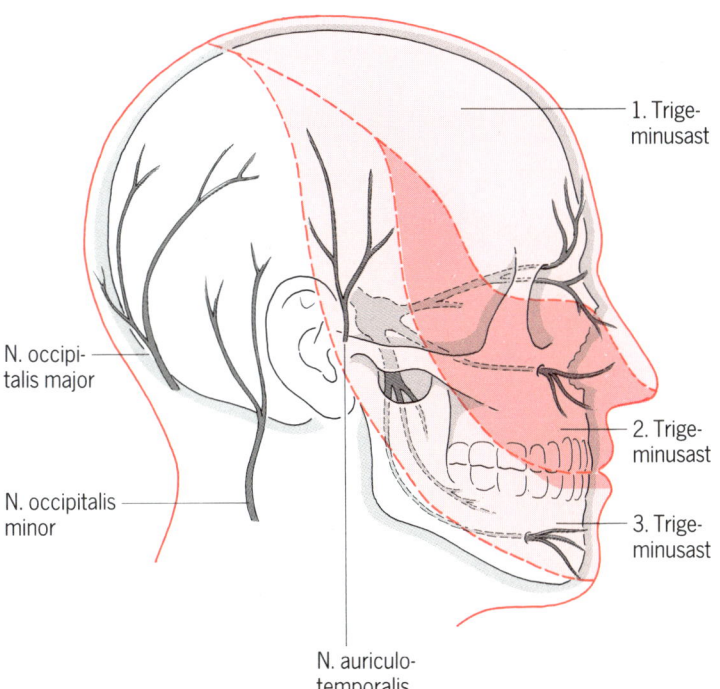

1. Trigeminusast

N. occipitalis major

N. occipitalis minor

2. Trigeminusast

3. Trigeminusast

N. auriculotemporalis

Der **Trigeminusnerv** ist der fünfte Hirnnerv; er leitet die sensiblen Empfindungen aus dem gesamten Kopf- und Gesichtsbereich. In der mittleren Schädelgrube liegt das Ganglion trigeminale, eine knotige Verdickung des Nerven, aus dem seine drei Hauptäste entspringen (Abb. 28).

Erscheinungsbild

Heftige, blitzartig einschießende Gesichtsschmerzen, die auch in Serien auftreten

Die Trigeminusneuralgie äußert sich in sehr heftigen, einseitigen, blitzartig einschießenden, elektrisierenden Gesichtsschmerzen, die sich genau an das Versorgungsgebiet eines oder mehrerer Trigeminusäste halten. Meistens ist der zweite Ast betroffen, der Schmerz liegt dann im Bereich von Oberlippe und Mittelgesicht. Auch der dritte Ast des Trigeminus ist häufig betroffen, der Schmerz schießt dann in den Unterkiefer ein. Der erste Ast, der Nervus ophthalmicus, ist nur in etwa 5 Prozent der Fälle in Form von Schmerzen im Augenbereich und Stirn beteiligt. Etwa ebenso selten sind beidseitige Schmerzen.

Die **Schmerzattacken** sind so stark, daß sie gelegentlich Selbstmordimpulse hervorrufen. Dabei sind die einzelnen Schmerzstöße sehr kurz, wie kurze Stromstöße, und dauern nur wenige Sekunden bis zu zwei Minuten. Sie haben aber

Abbildung 29:
Für die Trigeminusneuralgie typische Schmerzausstrahlung a) und b) Triggerzonen

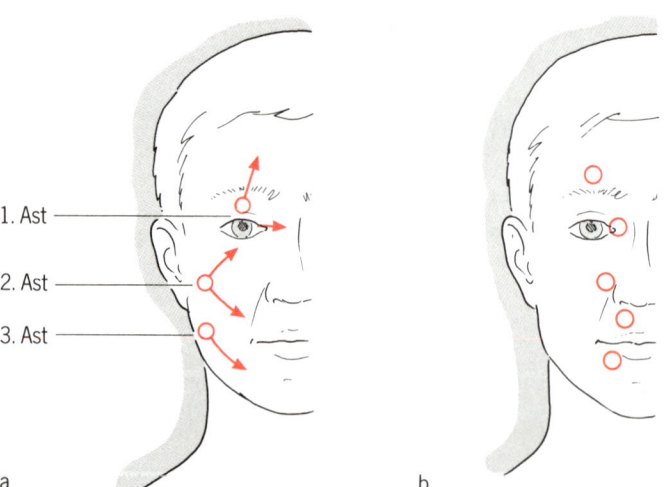

1. Ast

2. Ast

3. Ast

a   b

fast unmittelbar ihre maximale Stärke. Manche Patienten beschreiben auch Serien von Schmerzstößen. Bei häufigen Attacken oder Serien kann in der Zwischenzeit ein dumpfer, tiefer Schmerz verbleiben, bis sich eine erneute Attacke oder Serie einstellt.

Charakteristisch sind die **Triggermechanismen**. Durch Berühren bestimmter Areale des Gesichtes beim Waschen, Rasieren oder Zähneputzen werden die Attacken ausgelöst (»getriggert«). Auch Essen, Sprechen oder andere Mundbewegungen, Erschütterungen des Kopfes oder sogar ein Luftzug kann die Schmerzen hervorrufen. Nach einer Serie tritt oft für eine Zeitlang Linderung ein, auch für die üblichen Auslösemechanismen. So können einige Patienten nach einer durch Essen ausgelösten Attackenserie die Mahlzeit schmerzfrei beenden, wenn sie sich beeilen. Die Bezeichnung »Tic douloureux« (schmerzhafter Tic) beschreibt ein unwillkürliches Verziehen der Gesichtsmuskulatur auf der betroffenen Seite aufgrund des plötzlichen Schmerzes.

Schon leichte Berührungen können den Schmerz auslösen

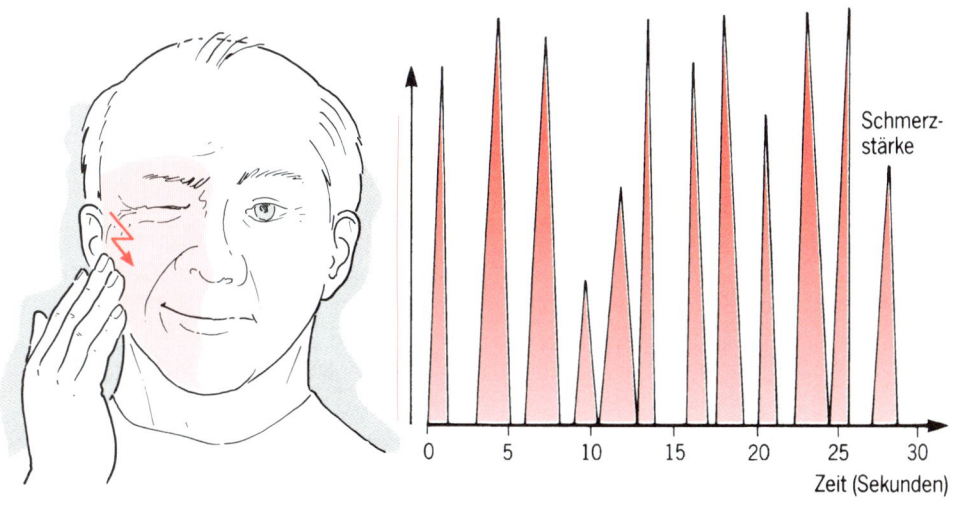

Abbildung 30:
Zeitprofil der Schmerzattacken bei der Trigeminusneuralgie.
Die schmerzhaften Zuckungen haben zu dem Begriff »Tic douloureux« geführt

Entstehung und Verlauf

Erkrankung meist jenseits des 60. Lebensjahres

Die typische Trigeminusneuralgie ist eine Erkrankung des Alters. Das Ersterkrankungsalter liegt meist jenseits des sechzigsten Lebensjahres. Frauen sind häufiger betroffen als Männer (Verhältnis 3:2). Die Ursache der Beschwerden ist eine kleine Schädigung des Trigeminusnerven kurz vor seinem Eintritt in den Hirnstamm. Meist wird diese **Schädigung durch Gefäße** hervorgerufen, **die arteriosklerotisch verändert sind** (das erklärt das hohe Erkrankungsalter). Hierbei kommt es zu Kurzschlüssen (Ephapsen) zwischen nebeneinanderliegenden Fasern für Berührung und Schmerz, was die »Triggerung« der Schmerzattacken durch Hautberührung erklärt. Gleichzeitig kann ein **Schmerzkontrollmechanismus** des Nervenkomplexes gestört sein. Zu Beginn der Erkrankung kommen kürzer oder länger dauernde schmerzfreie Episoden vor, die im Laufe der Zeit meist seltener und kürzer werden. Es gibt jedoch auch spontane Heilungen. Im Einzelfall kann man den Krankheitsverlauf nicht vorhersagen.

Irritation des Nerven durch ein Gefäß am Hirnstamm

Tritt auch bei Multipler Sklerose auf

Selten verbergen sich andere Erkrankungen hinter einer Trigeminusneuralgie, zum Beispiel eine Multiple Sklerose. Hier entsteht die Nervenschädigung nicht durch ein Gefäß, sondern durch eine Entzündung im Bereich des Nerven. Dementsprechend sind jüngere Patienten betroffen, nicht selten auch beidseitig. Der weitere Verlauf ist ansonsten sehr ähnlich. Weitere seltene Ursachen sind Trigeminusnervschädigungen durch einen Tumor oder eine größere Gefäßmißbildung im Bereich von Schädelbasis und Hirnstamm. Sie werden in der Kernspintomographie des Schädels nachgewiesen und im allgemeinen operiert. Meistens treten in diesen Fällen noch andere klinische Störungen auf wie Gesichtslähmung, Hör- oder Gleichgewichtsstörung oder eine Störung der Sensibilität im Gesicht.

Therapiemöglichkeiten

Medikamente

Die Schmerzen der Trigeminusneuralgie sind so schwerwiegend, daß fast immer eine medikamentöse Behandlung erforderlich ist. Da es sich um einen Nervenschmerz handelt, sind einfache Schmerzmittel nicht wirksam. Die erhöhte Erregbarkeit und die krankhaften Impulsübertragungen der Nervenzellen müssen vielmehr blockiert werden. Dies wird mit Substanzen erreicht, die auch zur Behandlung von epileptischen Anfällen eingesetzt werden. Die am besten wirksame und am besten untersuchte Substanz ist das **Carbamazepin**.

Einfache Schmerzmittel sind wirkungslos

Antiepileptika unterdrücken die Nervenimpulse

Dosierung: Die erforderliche Dosis ist individuell verschieden und wird durch langsames Aufdosieren ermittelt. In der Regel wird mit 200 Milligramm (mg) zur Nacht begonnen und langsam, in 200-mg-Schritten aufsteigend, dosiert, bis der Effekt ausreichend ist. Bei starken Beschwerden kann man schneller aufdosieren, allerdings treten dann gerade bei älteren Menschen vorübergehende Nebenwirkungen wie Schwindel und Übelkeit auf.

Bei unerträglichen Beschwerden kann der Arzt verwandte Substanzen wie **Clonazepam** oder **Phenytoin** auch intravenös geben, um eine schnellere Wirkung zu erzielen. **Baclofen** gibt es nur als Tablette.

Alle Medikamente, besonders Clonazepam, haben den Nachteil, daß mit der Zeit eine gewisse **Gewöhnung** und damit ein Wirkungsverlust eintritt. Ihre Wirkung ist bei neuerkrankten Personen zunächst gut, jedoch schon nach einem Jahr für ein Drittel der Patienten nicht mehr ausreichend. Mit zunehmender Krankheitsdauer wird vielfach ein Eingriff am Nerven notwendig.

Eine Operation kann erforderlich werden

Eingriffe am Nerven

Operation

Durch die Operation wird die Irritation des Nerven behoben

Die operative Freilegung des Trigeminusnerven am Hirnstamm über einen Zugang am Hinterkopf stellt die ursachenbezogene Behandlung dar. Zwischen die arteriosklerotisch veränderten Gefäße und den Nerven wird unter dem Mikroskop ein kleines Kunststoffschwämmchen gelegt, das die weitere Irritation verhindert. Etwa in 5 Prozent der Fälle bleiben Schäden am Gehör, am Gleichgewichtsorgan oder an anderen Hirnnerven zurück. Bei einer durch Multiple Sklerose entstandenen Trigeminusneuralgie ist der Eingriff sinnlos, da kein bedrängendes Gefäß vorliegt.

Rückfälle kommen vor

Bei jüngeren Patienten in guter Gesundheit stellt diese Methode, durchgeführt durch einen erfahrenen Operateur, die Methode der Wahl dar. Eine Operation ist ebenfalls unumgänglich bei Nachweis eines Tumors oder einer großen Gefäßmißbildung mit Bedrängung des Nerven. Der Operationserfolg beträgt 80 Prozent. Rückfälle kommen innerhalb von zwei Jahren bei bis zu 30 Prozent der Patienten vor, so daß ein zweiter Eingriff erforderlich werden kann.

Abbildung 31:
Operative Behandlung der Trigeminusneuralgie:

a) Das Blutgefäß drückt auf den Nerv,

b) und c) Nerv und Gefäß werden durch Kunststoffschwämmchen getrennt

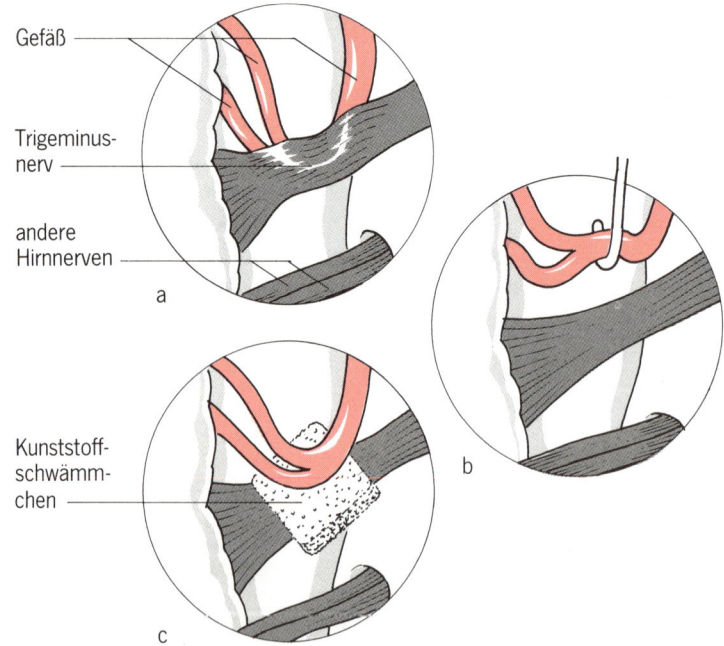

Gefäß

Trigeminus-
nerv

andere
Hirnnerven

a

Kunststoff-
schwämm-
chen

b

c

Hitzebehandlung (Thermokoagulation)

Eine wesentlich weniger aufwendige Behandlungsmöglichkeit ist die Hitzebehandlung des Ganglion trigeminale in der mittleren Schädelgrube. Um es zu erreichen, wird eine Sonde durch die Wange in die Schädelbasis vorgeschoben. Diese Methode kommt vor allem bei älteren, gebrechlichen Menschen in Frage, denen eine Operation in Vollnarkose nicht zugemutet werden kann. Am wachen Patienten wird durch Probestimulation die richtige Sondenposition ermittelt, danach werden die hitzeempfindlichen Schmerzfasern des Ganglions durch eine Erhitzung der Sonde auf 60° bis 70°C zerstört. Die Berührungsfasern sind hitzebeständiger und sollen dabei nicht geschädigt werden. Nur während des Einführens der Sonde und der Verkochung selbst ist eine kurze Betäubung erforderlich. Der Patient bleibt insgesamt zwei Tage im Krankenhaus.

Krankenhausaufenthalt nur zwei Tage.

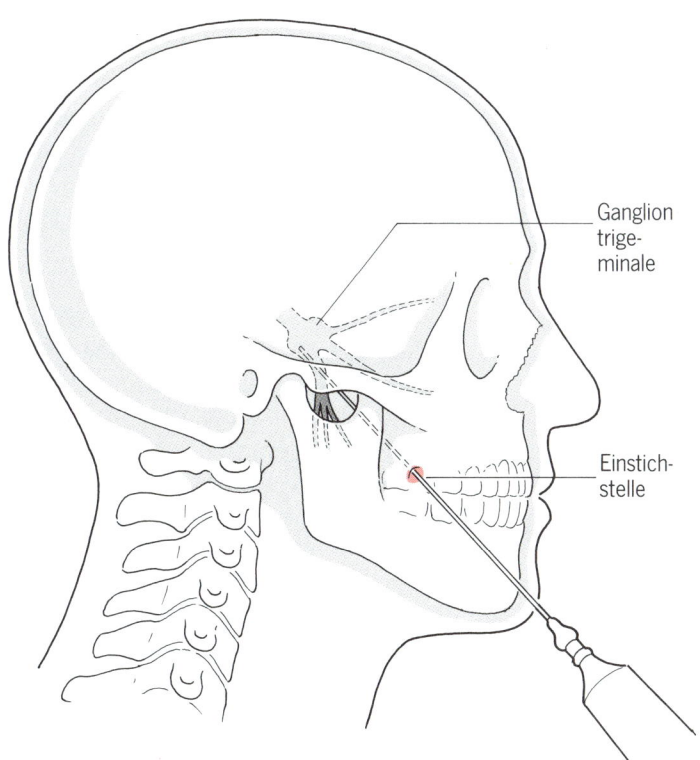

Abbildung 32:
Durch die Wange gelingt der Zugang zum Trigeminusganglion in der Schädelgrube

Ganglion trigeminale

Einstichstelle

Um einen Sensibilitätsverlust im Gesicht zu verhindern, besonders im Bereich der Augenhornhaut, wird man im allgemeinen sehr vorsichtig vorgehen. Je vorsichtiger die Verkochung durchgeführt wird, desto häufiger tritt ein Rückfall auf.

Rückfallquote höher

Daher ist bei der Erstbehandlung die Rückfallquote relativ hoch, ein erneuter Eingriff kann dann Abhilfe schaffen. Bei zu starker Hitzeeinwirkung können bleibende Empfindungsstörungen und auch Schmerzen im Gesicht auftreten. Die früher gefürchtete Anaesthesia dolorosa (siehe Seite 132 f) ist heute sehr selten geworden. Weitere Komplikationen sind das Austrocknen der Hornhaut bei Verletzung des ersten Trigeminusastes, Lähmungen der Kaumuskulatur und Augenbewegungsstörungen.

Mikrokompression

Ein im Prinzip sehr ähnliches Vorgehen arbeitet anstelle von Hitze mit Druck und ist möglicherweise etwas schonender. Der Zugangsweg zum Ganglion trigeminale ist der gleiche wie bei der Thermokoagulation, nur wird über die Sonde für einige Minuten ein kleiner Ballon aufgeblasen, der die Schmerzfasern im Ganglion durch Druck zerstört. Bei einer Neuralgie des dritten Trigeminusastes ist die Thermokoagulation jedoch vorzuziehen, da in diesem Fall bei der Mikrokompression häufig eine Kaumuskelschwäche auftritt. Wie bei der Thermokoagulation können Schmerzen und Sensibilitätsstörungen im Gesicht zurückbleiben und Rückfälle auftreten.

Glyzerinbehandlung

Wahl des Verfahrens hängt von der Erfahrung des behandelnden Neurochirurgen ab

Auch hier wird das Ganglion trigeminale behandelt. Über den gleichen Zugangsweg wie bei den letzten beiden Verfahren werden mit einer dünnen Kanüle 0,2–0,4 Milliliter Glyzerin in die Haut um das Ganglion gespritzt. Auch hier sollen ganz überwiegend die Schmerzfasern ausgeschaltet werden. Nebenwirkungen und Rückfälle entsprechen etwa denen bei der Thermokoagulation und Mikrokompression. Die Wahl des Verfahrens hängt auch von der Erfahrung des behandelnden Neurochirurgen mit der jeweiligen Technik ab.

Andere Neuralgien und Nervenschmerzen

Gesicht

Anaesthesia dolorosa

Anaesthesia dolorosa bedeutet soviel wie »**schmerzhafte Gefühllosigkeit**«. Dieses gefürchtete Krankheitsbild war früher wesentlich häufiger, da radikalere Methoden zur Behandlung der Trigeminusneuralgie angewandt wurden wie Durchschneiden einzelner Äste oder Zerstörung durch Alkohol- oder Phenoleinspritzung. Dabei kam es zunächst zu einem weitreichenden, zum Teil vollständigen Gefühlsverlust in den vom zerstörten Nerv versorgten Gesichtspartien. Nach Wochen bis Monaten, in Einzelfällen auch Jahre nach dem Eingriff, traten dann jedoch starke, beim Vollbild der Anaesthesia dolorosa dauernde, unerträgliche Brennschmerzen im Gesicht auf.

Als **Ursache** werden Umbau- und Sprossungsvorgänge im geschädigten Nervenstumpf sowie eine Veränderung der zentralen Schmerzverarbeitung durch den Ausfall der normalen Empfindungen aus dem Trigeminusgebiet vermutet (Deafferentierung). Ein erneuter Eingriff am Nerven erwies sich als wirkungslos.

Am besten helfen die schon beim chronischen Kopfschmerz vom Spannungstyp angesprochenen **Antidepressiva** durch ihren Effekt auf die zentrale Schmerzverarbeitung, gelegentlich auch **Carbamazepin** und die verwandten Substanzen bei einschießenden Schmerzen.

Stimulationsverfahren über in das Gehirn, den Hirnstamm oder das Trigeminusganglion gepflanzte Sonden bringen bei einem Teil der Betroffenen Erleichterung (siehe Seite 164 f). Das Krankheitsbild ist jedoch therapeutisch nur sehr schwer zu beeinflussen, oftmals bleiben nur **Beruhigungsmittel** und Opiate.

Heute kennt man das Krankheitsbild sehr gut und hat besser steuerbare Eingriffe am Nerven zur Verfügung. Im Zwei-

Die schmerzhafte Gefühllosigkeit ist heute sehr selten geworden

felsfall wird eher ein Rückfall wegen eines zu schwachen Eingriffs in Kauf genommen, da eine erneute Behandlung bei allen drei Verfahren leicht möglich ist. Das Vollbild der Erkrankung tritt somit nicht mehr auf. Unvollständige Bilder kommen jedoch weiterhin vor. Sie äußern sich in Form von Gefühlsstörungen und schmerzhaften Mißempfindungen im Gesicht. Die Behandlungserfolge mit den obengenannten Methoden sind hierbei besser.

Nervenverletzung nach Unfall oder Operation

Antidepressiva oder Antiepileptika helfen

Verletzungen von Ästen des Trigeminusnerven können bei Unfällen mit Gesichtsverletzung, jedoch auch nach ausgedehnten Operationen im Mund- und Kieferbereich oder im Bereich der Nasennebenhöhlen vorkommen. Die Verletzung äußert sich in einem Areal verminderter Hautsensibilität, häufig in der Region zwischen Unterlid und Oberlippe (Nervus infraorbitalis). Die Nervenschmerzen können dauerhaft brennenden oder blitzartig einschießenden Charakter haben. Im ersten Fall werden **Antidepressiva** mit Einfluß auf die zentrale Schmerzverarbeitung, im zweiten **Carbamazepin** und verwandte Substanzen gegen die Nervenentladungen eingesetzt.

Abbildung 33:
Gefühlsstörung nach Verletzung des Nervus infraorbitalis durch Unfall oder Operation

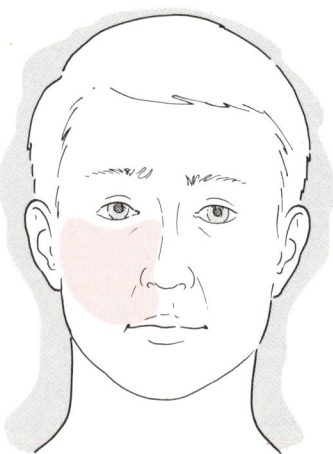

Gelegentlich kommt eine mikrochirurgische Freilegung des Nerven in Frage, um irritierende narbige Verwachsungen zu entfernen. Bei ausbleibender Besserung gibt es noch die

Möglichkeit, über eine **elektrische Stimulation** des Ganglion trigeminale mit einer Sonde die Schmerzen zu unterdrücken. Der Zugang mit der Sonde erfolgt durch die Wange. Nach einer mehrtägigen Probestimulation wird die Sonde im Erfolgsfall dauerhaft unter die Haut eingepflanzt, und der Patient kann die Stimulation von außen selbst regeln. Im Laufe der Zeit tritt meist eine Gewöhnung an den Reiz ein, und der Erfolg läßt allmählich nach.

Selten kommt eine Operation oder Nervenstimulation in Frage

Gesichtsrose

Das Varizella-Zoster-Virus, Erreger von Gürtelrose und Windpocken, kann auch Gesichtsnerven befallen und dort sehr hartnäckige Schmerzen hervorrufen. Im Gesicht treten die typischen Bläschen auf, die sich bei ihrer Ausbreitung an das Versorgungsgebiet eines oder mehrerer Trigeminusäste halten, meist ist der erste Ast betroffen mit Befall der Augen- und Stirnregion. Schon vor dem Ausschlag können unangenehme, brennend-stechende oder elektrisierende Schmerzen im betroffenen Hautareal auftreten (präherpetische Neuralgie). Auch der weiche Gaumen kann betroffen sein, ein Befall der Augenhornhaut ist besonders schmerzhaft.

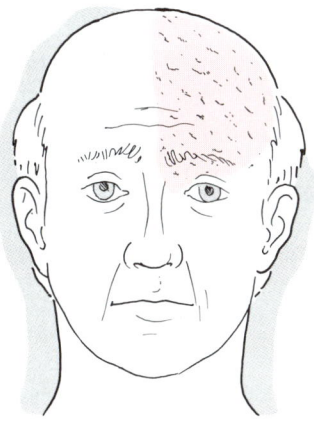

Abbildung 34: Gesichtsrose bei Befall des ersten Trigeminusastes

Die **Akutbehandlung** erfolgt mit entzündungslindernden Salben und dem Antivirusmittel **Aciclovir** (zum Beispiel Zovirax®) in Tablettenform, bei schweren Fällen auch als Infusion. Zur Schmerzbehandlung werden je nach Ausmaß der Schmerzen einfache Schmerzmittel mit entzündungshemmender Wirkung, **Carbamazepin** und verwandte Substanzen, in Einzelfällen vorübergehend auch Opioide gegeben.

Nach Gesichtsrose können hartnäckige Schmerzen zurückbleiben

Bei manchen Patienten (etwa 10 bis 15 Prozent, überwiegend ältere Menschen oder nach ausgedehntem Befall) entwickelt sich ein äußerst unangenehmes und langdauerndes Schmerzsyndrom, die **postherpetische Neuralgie.** Es handelt sich um einen brennenden, bohrenden Dauerschmerz, der von stechenden, einschießenden, elektrisierenden Mißempfindungen überlagert sein kann. In den betroffenen Hautregionen sieht man in der Regel noch die hellen Narben. Häufig ist die Hautsensibilität verändert: Die Haut kann weniger empfindlich, allerdings auch überempfindlich sein, und es können schon nach leichter Berührung unangenehme Mißempfindungen auftreten.

Das Andauern der Schmerzen bedeutet nicht, daß die Viren noch aktiv sind. Sie haben jedoch schmerzhemmende Fasern des Trigeminusnerven und dessen Verbindungen ins Gehirn geschädigt. Da es sich um einen Nervenschmerz handelt, sind die üblichen Schmerzmittel wirkungslos. Bei einschießenden Schmerzen helfen **Carbamazepin** und verwandte Substanzen, bei brennendem Dauerschmerz **Antidepressiva.** Beide Substanzgruppen können auch kombiniert werden. Ein neuer Behandlungsansatz besteht in der Anwendung von **Capsaicin-Creme** (0,025 bis 0,075 Prozent). Capsaicin ist ein natürlicher Inhaltstoff des Pfeffers und führt zu einer Blockierung der Schmerzfasern sowie einer Verminderung der Schmerzüberträgerstoffe, in erster Linie der Substanz P. Die Creme muß viermal täglich auf die Haut aufgetragen werden und wirkt bei etwa der Hälfte der Patienten. Als **Nebeneffekt** ist in erster Linie ein Brennen der Haut zu nennen, das nicht alle Patienten vertragen. Die Creme darf erst nach Abheilen der Bläschen angewendet werden und nicht an die Schleimhäute oder ins Auge gelangen. Nach fünfwöchiger Anwendung läßt sich der Therapieerfolg meistens abschätzen. Wie bei der Anaesthesia dolorosa können auch die dort beschriebenen **Stimulationsverfahren** versucht werden.

Völlige Schmerzfreiheit ist selten zu erreichen

Die postherpetische Neuralgie ist wie viele Nervenschmerz-Syndrome mitunter schwer zu beeinflussen und eine völlige Schmerzfreiheit nicht zu erreichen. Neben den beschriebenen Therapieansätzen sind daher **Schmerzbewälti-**

gungstrainings und verhaltensbezogene Psychotherapie von besonderer Bedeutung (»Schmerzbewältigung«, siehe Seite 161).

Von besonderer Bedeutung ist demnach die **Verhinderung** dieses Krankheitsbildes. Bei ausgedehntem Befall kann es daher schon in der akuten Krankheitsphase sinnvoll sein, zusätzlich **Cortison** zu geben, da es die Wahrscheinlichkeit einer postherpetischen Neuralgie verringern soll. Auch wiederholte Blockaden des sympathischen Nervensystems der betroffenen Gesichtshälfte am Hals mit einem Betäubungsmittel **(Stellatumblockaden)** durch einen in dieser Technik erfahrenen Arzt sollen diese vorbeugende Wirkung haben.

Schlaganfall

Durch einen Schlaganfall können Gehirnzellen zugrunde gehen, die der Schmerzkontrolle dienen. Sie liegen überwiegend in einer speziellen Hirnregion, dem Thalamus, und in seinen Verbindungen. Es kommt zu einem **Dauerschmerz** von dumpfem, brennendem Charakter, der häufig nicht nur eine Gesichtshälfte, sondern eine ganze Körperhälfte betrifft. Meist bestehen zusätzlich andere Zeichen des Schlaganfalls wie eine Halbseitenschwäche.

Die **Behandlung** ist erschwert durch den Ausfall wichtiger Schmerzkontrollinstanzen des Gehirns. Am ehesten helfen **Antidepressiva** und Substanzen wie **Carbamazepin,** gelegentlich transkutane Nervenstimulation oder Akupunktur, zum Teil muß auf dämpfende Substanzen zurückgegriffen werden. Der psychologischen Schmerzbewältigung (siehe Seite 161) kommt eine wichtige Rolle zu.

Der Thalamusschmerz betrifft eine Körper- oder Gesichtshälfte

Mund und Rachen

Glossopharyngeusneuralgie

Eine der Trigeminusneuralgie verwandte Erkrankung ist die Glossopharyngeusneuralgie. Der Glossopharyngeusnerv ist wie der Trigeminusnerv ein paarig angelegter Hirnnerv. Die Neuralgie macht sich durch einseitige, kurze, heftige, blitzartig einschießende, stechende Schmerzattacken im Bereich des Schlundes und hinteren Zungengrundes bemerkbar. Der Schmerz strahlt bis zum Ohr und in den Kieferwinkel aus, kann dort auch überwiegen. Durch Nervenverschaltungen im Hirnstamm treten gelegentlich begleitende Ohnmachten auf. Typische **Triggerfaktoren** für die Attackenauslösung sind Schlucken von Speisen oder Getränken, Husten, Gähnen, Sprechen oder Kauen.

Als **Ursache** ist wie bei der Trigeminusneuralgie eine Nervenschädigung durch ein arteriosklerotisch verändertes Gefäß am Hirnstamm zu sehen. Der Krankheitsverlauf ist besser als bei der Trigeminusneuralgie, so daß langsam verlaufende Spontanheilungen (über Monate bis Jahre) bei zwei Drittel der Patienten vorkommen. Die Behandlung entspricht im wesentlichen der der viel häufigeren Trigeminusneuralgie.

Die Glossopharyngeustherapie ist der Trigeminusneuralgie verwandt

Abbildung 35:
Schmerzausstrahlung bei Glossopharyngeusneuralgie

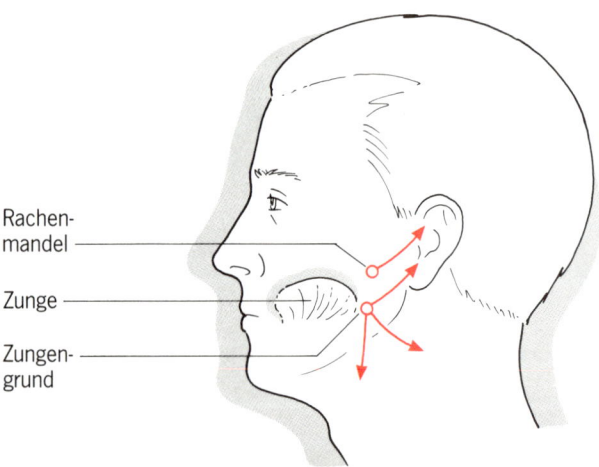

Rachen-
mandel

Zunge

Zungen-
grund

Nacken-Zungen-Syndrom

Ein plötzliches Drehen des Kopfes löst heftig einschießende Schmerzen in Nacken und Hinterkopf sowie eine Gefühlsstörung der gleichseitigen Zungenhälfte aus. Ursache soll die
Irritation einer Nervenwurzel sein. Oft kommt es spontan
oder mit Hilfe stabilisierender Krankengymnastik zu einem
Verschwinden der nur sehr selten zu beobachtenden Beschwerden.

Seltene Irritation
einer Nervenwurzel
durch Kopfdrehen

Ohr

Intermediusneuralgie

In der Tiefe des Gehörgangs werden die Schmerzattacken
bei der seltenen Intermediusneuralgie (auch Neuralgie des
Ganglion geniculi) empfunden. Beide Strukturen liegen in der
Tiefe des Felsenbeins und sind nicht selten von einer **Zoster-
infektion** im Ohr betroffen, der Schmerztyp entspricht dann
dem einer postherpetischen Neuralgie. Der Virusbefall kann
auch zu einer einseitigen Gesichtslähmung führen. Im Nervus
intermedius verlaufen Geschmacksfasern und Fasern für die
Speichelabsonderung, deshalb kann es neben den Schmerzattacken zu **abnormen Geschmacksempfindungen** auf der
gleichseitigen Zungenhälfte oder **Speichelfluß** kommen. Essen oder der Anblick von Speisen, Schlucken und Berühren
des Gehörgangs können die Schmerzen auslösen.

Unter Umständen
kann schon der An-
blick von Speisen
die Schmerzen aus-
lösen

Auriculotemporalisneuralgie

Eine Entzündung oder Operation der **Ohrspeicheldrüse**
kann den Nervus auriculotemporalis in Mitleidenschaft ziehen. Er zieht durch die Speicheldrüse und führt neben sensiblen Fasern für die Haut vor dem Ohr und der Schläfe Fasern
für die Speichelsekretion mit sich. Da es zu Fehlsprossungen
(unvorhergesehenen Verzweigungen) von verschiedenen Nervenfasern (Speichelfluß, Hautempfindung, Schwitzen) und
»Kurzschlüssen« kommt, werden die Schmerzen durch Essen,
besonders den Genuß von sauren oder heißen Speisen (star-

Besonders saure oder heiße Speisen lösen die Schmerzen aus

ker Speichelfluß), ausgelöst. Sie haben brennenden Charakter und liegen im Versorgungsgebiet des Nerven vor dem Ohr und an der Schläfe. Sie können auch von einer umschriebenen Hautrötung und Schweißabsonderung begleitet sein und spontan auftreten.

Andere Neuralgien im Ohrbereich betreffen den Glossopharyngeusnerv (Variante der Glossopharyngeusneuralgie) und den Vagusnerven (ebenfalls ein Hirnnerv).

Auge

Tolosa-Hunt-Syndrom

Die Augenschmerzen sind hier mit Doppelbildersehen und gelegentlich mit Pupillenveränderungen verbunden. Ursache ist ein **Entzündungsprozeß in der Augenhöhle** mit Beeinträchtigung der Augennerven. Schmerzen und übrige Erscheinungen verschwinden durch Behandlung mit Cortison. Rückfälle kommen vor.

Hirnnerveninfarkt

Durchblutungsstörung von Augenmuskelnerven

Infarkte (Schäden infolge einer Durchblutungsstörung) von Augenmuskelnerven (besonders des Nervus oculomotorius) treten bei **Zuckererkrankung** oder **Arteriosklerose** auf und sind von Doppelbildersehen oder Herabhängen des Augenlides begleitet. Bei Diabetikern sind diese Schädigungen oft mit Schmerzen in der Augen- und Stirnregion verbunden.

Opticusneuritis (Retrobulbärneuritis)

Schmerzhafte Entzündung des Sehnerven

Schädigungen des Sehnerven (Opticusnerv) – zum Beispiel bei der Multiplen Sklerose – führen zu **Sehstörungen** (blinder Fleck, »Schleiersehen«) und hinter dem Auge empfundenen Schmerzen, die sich vor allem bei Augenbewegungen bemerkbar machen. Der Schmerz kann schon vor der Sehstörung auftreten und bessert sich rasch unter der erforderlichen Therapie mit Cortison.

Hals

Nervus-laryngeus-superior-Neuralgie

Bei dieser seltenen Neuralgie kommt es zu Attacken von starken, einseitigen Schmerzen in der **Kehlkopfregion**, die auch zum Kieferwinkel und zum Ohr ausstrahlen können. Sie werden durch Schlucken, lautes Rufen, Gähnen, Husten oder Kopfdrehung ausgelöst. Auch nach Operationen an den Halsschlagadern können diese Beschwerden auftreten. Sie verschwinden nach Tagen oder Wochen von selbst.

Die Beschwerden verschwinden nach einiger Zeit von selbst

Hinterkopf und Nacken

Occipitalisneuralgie

Es handelt sich um stechende Schmerzattacken im Versorgungsbereich eines oder mehrerer **Hinterkopfnerven** (Nervus occipitalis major und minor, siehe Abb. 28, Seite 129). Die betroffenen Nerven sind druckschmerzhaft, und es finden sich Sensibilitätsstörungen am Hinterkopf. Durch Umspritzung des Nerven mit einem örtlichen Betäubungsmittel verschwinden die Beschwerden vorübergehend vollständig, durch Beimischung von Cortison wird der Effekt verlängert.

Gefühlsstörung am Hinterkopf

Der atypische Gesichtsschmerz

Der atypische Ge-
sichtsschmerz läßt
sich in keine Kate-
gorie einordnen

Bei diesem bis heute in seiner Entstehung nur sehr unzureichend verstandenen und schwer zu behandelnden Krankheitsbild handelt es sich um einen Gesichtsschmerz, der überwiegend Frauen im jüngeren und mittleren Lebensalter betrifft. Der Schmerz sitzt meist in der Tiefe des Mittelgesichts in der Region von Wangen oder Oberkiefer und wird als bohrend, wühlend, drückend beschrieben. Er ist meistens einseitig, kann jedoch auch die Seite wechseln. Abhängigkeiten von äußeren Einflüssen wie Wetterwechsel oder Streß werden angegeben; die Schmerzen können zum Ohr, zum Rachen, zum Hals und zur Schulter ausstrahlen. Manchmal beobachten die Patienten Schwellungen des Gesichtes.

Überwiegend sind
Frauen betroffen

Es handelt sich um einen **Dauerschmerz von wechselnder Intensität.** Anstrengung verschlimmert in der Regel die Beschwerden. Der Schmerz ist von mittlerer Stärke, so daß Arbeitsfähigkeit und Schlaf meist nicht beeinträchtigt sind. Dennoch ist der Leidensdruck beträchtlich, und die Patienten unterziehen sich bereitwillig angebotenen, auch operativen Behandlungen. Es gibt keine Triggerzonen wie bei der Trigeminusneuralgie und keine Sensibilitätsstörung, zumindest nicht vor den häufig durchgeführten Operationen. Es finden sich **keine Ausfälle von Nervenfunktionen** bei der Untersuchung, vor dem Auftreten der Beschwerden gab es keine Nervenverletzung.

Oft wurden vergeblich Operationen
durchgeführt

Bevor ein erfahrener Arzt die Diagnose stellt und weitere Eingriffe verhindert, haben die Patienten häufig zahlreiche operative Eingriffe hinter sich, die wegen der Schmerzen meist an den Zähnen oder den Nasennebenhöhlen vorgenommen wurden. Es ist die Regel, daß diese Eingriffe keine Besserung, sondern im Gegenteil häufig Verschlechterungen erbringen. Manche Patienten haben deswegen fast alle Zähne eingebüßt, ohne Linderung zu erfahren.

Da sich hinter tiefsitzenden Gesichtsschmerzen auch Erkrankungen der Zähne, Knochen oder eine Entzündung ver-

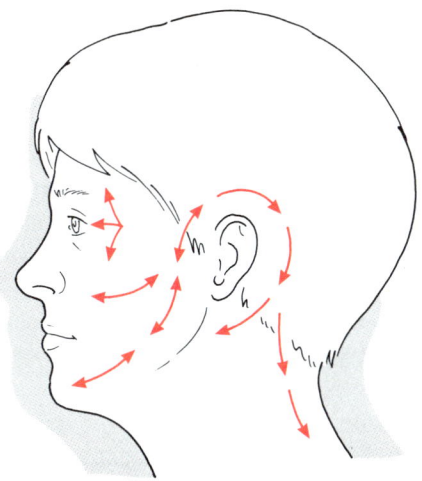

Abbildung 36:
Mögliche Schmerz-
empfindungen beim
sogenannten atypi-
schen Gesichts-
schmerz

bergen können, müssen gründliche **Untersuchungen bei verschiedenen Spezialisten** erfolgen. Gelegentlich findet sich eine atypische Trigeminusneuralgie, eine Carotidynie, ein chronischer Cluster-Kopfschmerz oder ein Schmerzmittelkopfschmerz, so daß eine gezielte Behandlung möglich ist. Der
Neurologe wird nach gestörten Hirnnervenfunktionen, der
Zahnarzt nach schlecht stehenden oder infizierten Zähnen
und nach einer Störung im Kiefergelenk und Kauapparat suchen. Der Hals-Nasen-Ohren-Arzt untersucht die Nasennebenhöhlen, und der Augenarzt sucht nach einem Sehfehler oder
einem erhöhten Augeninnendruck. Ein Kernspintomogramm
oder ein Computertomogramm des Kopfes ist sinnvoll zur
Darstellung aller Schädelknochen und Weichteile des Kopfes.
Eine Blutuntersuchung gibt Aufschluß über Entzündungszeichen. Keine dieser Untersuchungen erbringt jedoch bei einem
atypischen Gesichtsschmerz eine Auffälligkeit – bis auf etwaige Folgen ärztlicher Eingriffe.

Die **Ursache** des atypischen Gesichtsschmerzes ist **bis heute unbekannt.** Es gibt verschiedene Hypothesen, die von zugrundeliegenden psychischen Auffälligkeiten, vor allem Depressionen, verborgenen Entzündungen oder einer Durchblutungsstörung im Gesicht ausgehen. Auch werden Störungen
der Botenstoffe des Gehirns mit einer Senkung der Schmerzschwelle oder Störungen im Hirnstammkomplex des Trigeminusnerven vermutet.

Eine Ursache läßt
sich nicht finden

Die Therapie ist häufig schwierig. Am ehesten erfolgversprechend sind **Antidepressiva**, die wie beim Spannungskopfschmerz eingesetzt werden und die Schmerzschwelle anheben. Wenn eine Depression vorliegt, muß entsprechend höher dosiert werden. Manchmal helfen auch **Carbamazepin** und die verwandten Substanzen, **Indometacin** oder eine **Cortison**serie. Bei brennendem Schmerzcharakter kann auch eine örtliche Betäubung des sympathischen Nervensystems des Gesichtes am Hals **(Stellatumblockade)** erfolgreich sein.

Weitere Operationen müssen verhindert werden

Ganz entscheidend ist es, keine unnötigen operativen Eingriffe im Gesicht vornehmen zu lassen, da Schäden an den Weichteilen oder Nerven auftreten, die das Krankheitsbild noch verschlimmern oder chronifizieren können. **Einfache Maßnahmen** wie Wärme- oder Kälteanwendung (Eisbeutel) können dagegen hilfreich sein. Auch psychotherapeutische Therapieansätze mit dem Ziel der **Schmerzbewältigung** sind ebenfalls erfolgversprechend, wenn der Patient motiviert ist. Über den Langzeitverlauf der Erkrankung ist noch wenig bekannt.

Können Kopfschmerzen psychische Ursachen haben?

Kopfschmerz oder Psyche: Was war zuerst?

Eine chronische Erkrankung ohne jegliche Auswirkung auf die Psyche des Betroffenen ist kaum vorstellbar. Personen mit chronischen Kopfschmerzen leiden mitunter in erheblichem Ausmaß auch unter den sozialen Folgen ihrer Beschwerden. Dies gilt in besonderem Maße für Migränepatienten. Untersuchungen haben gezeigt, daß sie sich stärker in ihrer **Lebensqualität eingeschränkt** sehen als bespielsweise Menschen, die an Diabetes oder Bluthochdruck leiden. Dabei geht es nicht nur um den Kopfschmerz selbst, sondern um das Gefühl der Hilflosigkeit, wenn die Attacke beginnt. Eine wesentliche Rolle spielt auch die Furcht vor dem Auftreten der nächsten Attacke zu einem möglicherweise sehr unpassenden Zeitpunkt (wichtiger beruflicher oder persönlicher Termin, Urlaubsfahrt etc.). Die Betroffenen fühlen sich verständlicherweise benachteiligt, sie vermeiden eventuell attackenauslösende Aktivitäten und sehen sich dadurch in ihrem Freizeitverhalten und ihren sozialen Aktivitäten zum Teil erheblich beeinträchtigt. Hinzu kommt die Sorge um etwaige Spätfolgen der eingenommenen Medikamente.

Keine chronische Erkrankung bleibt ohne Auswirkung auf die Psyche

Hier schließt sich ein Kreis, denn **psychische Faktoren** wiederum **haben Einfluß auf das körperliche Befinden** und somit auf den Verlauf der Kopfschmerzproblematik. Auf die Auslösung von Migränekopfschmerz und Kopfschmerz vom Spannungstyp durch psychische Faktoren wurde bereits hingewiesen. Anspannung und Überforderung, ungelöste private und berufliche Probleme können sich in Kopfschmerzen äußern, ohne die eigentliche Ursache zu sein. Sie treffen vielmehr auf eine individuelle Disposition. In der Analyse dieser Auslösesituationen, verhaltenstherapeutischen Programmen und Entspannungsverfahren liegt jedoch auch die Chance für eine wirksame Vorbeugung.

Attackenauslösung durch seelische Faktoren

Gibt es eine Kopfschmerzpersönlichkeit?

Kopfschmerzen kann jeder bekommen

Früher wurden Kopfschmerzen mit bestimmten **Persönlichkeitsmerkmalen** in Verbindung gebracht. Es gab das Konzept des »Typus migränicus«, der übermäßig korrekt, zuverlässig und leistungsbereit ist und es vermeidet, sich dabei in den Vordergrund zu stellen. Tatsächlich trifft man Menschen mit diesen Merkmalen unter Migränikern an, dieser Typus ist jedoch keinesfalls die Regel. Bei gleichzeitigem Vorhandensein dieser Persönlichkeitsmerkmale und einer Migränedisposition ist jedoch eine Attackenauslösung im selbstauferlegten Leistungsdruck leicht vorstellbar. Es ist inzwischen widerlegt, daß Migränepatienten häufiger oder in größerem Ausmaß »neurotisch« sind als andere Menschen.

Kopfschmerz als Zeichen der Depression

Der Körper als Spiegel der Seele

Diffuse Kopfschmerzen können gerade bei älteren Patienten Symptom einer **verborgenen Depression** sein. Sie sind quälend, drückend, undefinierbar, manchmal morgens am stärksten. Andere Beschwerden sind Schlafstörungen, Verminderung von Leistungsfähigkeit und Konzentrationsvermögen, rasche Erschöpfbarkeit, Lustlosigkeit, verminderter Appetit, innere Unruhe, Fehlen von Freude überhaupt. Durch die Behandlung der Depression verschwinden auch die Kopfschmerzen. Eine andere körperliche Erkrankung muß bei diesen Symptomen ausgeschlossen werden. Speziell bei Patienten, die gleichzeitig an Migräne und Depressionen leiden, findet sich kein Zusammenhang von Stimmungslage und der Häufigkeit von Migräneattacken.

Psychosen und Neurosen

Auf die Schilderung der Beschwerden kommt es an

Bei Psychosen wie der **Schizophrenie** haben Kopfschmerzen gelegentlich wahnhaften Charakter. Sie werden dann in sehr ungewöhnlicher Weise oder bizarr geschildert (zum Beispiel: »wie Würmer« oder »wie elektrische Drähte im Kopf«) oder haben eine abnorme Bedeutung für den Betroffenen. **Neurotische Fehlhaltungen** können sich ebenfalls in der Schilderung von Kopfschmerzbeschwerden zeigen: Die Schmerzen sind zentraler Punkt im Leben des Betroffenen; sie werden besonders dramatisch oder pedantisch genau geschildert. Die Art der Schilderung allein sagt natürlich noch nichts über die Ursache der Kopfschmerzen aus. Eine Psychotherapie kann sinnvoll sein, wenn der Patient motiviert ist.

Kopfschmerzbehandlung ohne Medikamente

Wenn Sie unter einer Kopfschmerzerkrankung leiden, wie Migräne oder Kopfschmerzen vom Spannungstyp, und andere Erkrankungen als Ursache ausgeschlossen sind, haben Sie zahlreiche Möglichkeiten, Ihr Schicksal selbst in die Hand zu nehmen. In den entsprechenden Kapiteln finden Sie Tips und Hinweise zur Lebensführung, Suche nach Entstehungs- und Auslösefaktoren und zu einem gezielten, verträglichen Einsatz von Medikamenten. Ein Kopfschmerztagebuch kann Ihnen wertvolle Dienste leisten. Nutzen Sie Ihre Möglichkeiten!

Sie haben viele Möglichkeiten, Ihr Schicksal selbst in die Hand zu nehmen. Nutzen Sie sie!

Darüber hinaus gibt es weitere, spezielle Therapiemöglichkeiten ohne Medikamente. Die Anwendung von Medikamenten ist zwar einfach und bequem, führt jedoch bei häufigem Einsatz oft zu zusätzlichen Problemen wie unerwünschten Nebenwirkungen und Entwicklung eines Schmerzmittelkopfschmerzes.

Auch für die nichtmedikamentösen Therapieverfahren gilt: Kopfschmerzerkrankungen sind nicht heilbar. Wenn Ihnen eine Heilung versprochen wird, sollten Sie mißtrauisch werden, besonders wenn Sie für die Behandlung viel Geld zahlen sollen. **Eine Reihe von nichtmedikamentösen Therapieverfahren ist jedoch gut untersucht und wirkt besser als ein Placebo.** Ein Placebo ist ein Scheinmedikament, das nur unwirksame Bestandteile enthält. Es ist immer wieder erstaunlich, daß bei Kopfschmerzpatienten Therapieerfolge bis zu 30 Prozent und mehr mit Scheinmedikamenten erzielt werden. Das gilt sowohl für die Akutbehandlung wie für die Vorbeugung! Der Placeboeffekt muß also bei der Bewertung aller Therapieverfahren berücksichtigt werden. Allein die Zuwendung des Arztes oder Therapeuten, sogar das bloße Führen eines Kopfschmerzkalenders bewirkt oft schon eine Besserung. Der Placeboeffekt ist allerdings nicht von Dauer.

Mit oder ohne Medikamente – primäre Kopfschmerzen sind nicht heilbar

Ein Placeboeffekt sollte übertroffen werden

Am besten sind die Verfahren, bei denen Sie selbst aktiv werden. Sie können die erlernten Techniken und Fähigkeiten

Möglichst medika-
mentöse und nicht-
medikamentöse Ver-
fahren kombinieren

Alternative Therapie-
verfahren dürfen
nicht »eingreifend«
sein

in Ihr persönliches Repertoire einbauen und gezielt einsetzen. Ein Purismus ist fehl am Platz: Studien haben gezeigt, daß die besten Ergebnisse erzielbar sind, wenn nichtmedikamentöse mit medikamentösen Strategien kombiniert werden. Es gibt kein Allheilmittel für Ihre Kopfschmerzen, Sie sollten also die ganze Palette der Möglichkeiten nach Bedarf nutzen.

Bei vielen sogenannten alternativen Therapieverfahren steht der Nachweis für eine Wirksamkeit aus. Das bedeutet natürlich nicht, daß einzelne Patienten nicht doch dauerhaft von ihnen profitieren können. Therapien, von denen nicht bewiesen ist, daß ihre Wirkung über einen Placeboeffekt hinausgeht, sollten Sie allerdings nur versuchen, wenn sie ungefährlich und nicht eingreifend sind. Zu warnen ist vor Frischzellen- oder Ozonbehandlung, Spritzenkuren, wiederholten betäubenden Spritzen in Hals, Kopfhaut, Gesicht oder Nacken, »Einrenken«, Ziehen von Zähnen, Aderlaß, Schröpf- oder Blutegelkuren und Heilschlaf. Jeder operative Eingriff, auch an den Zähnen oder Nasennebenhöhlen, muß genau überlegt werden, da Kopfschmerzen durch Operationen nur in Ausnahmefällen zu beheben sind. Eine Übersicht über wirksame und möglicherweise wirksame nichtmedikamentöse Therapieverfahren gibt Tabelle 1.

● **Tab. 1: Kopfschmerzbehandlung ohne Medikamente**

Erfolg wissenschaftlich belegt	positive Erfahrungsberichte ohne eindeutigen wissenschaftlichen Beleg
Entspannungsverfahren	Vasokonstriktionstraining
EMG-Biofeedback bei Kopf-schmerzen vom Spannungstyp	Akupunktur
TENS bei Kopfschmerzen vom Spannungstyp	Krankengymnastik
Verhaltenstherapie – Schmerzbewältigung – Streßbewältigung	Cranio-Sacral-Therapie
	Hydro-/Balneotherapie
	Wärme-/Kältetherapie
	Manuelle Therapien

Lokale Maßnahmen zum Selberanwenden

Schläfenmassage

Bei leichten Kopfschmerzen kann es hilfreich sein, die schmerzhafte Region zu drücken oder zu massieren. Insbesondere im Bereich der Nasenwurzel, um die Augenhöhlen und an den Schläfen sind die besten Stellen.

Abbildung 37:
Schläfenmassage

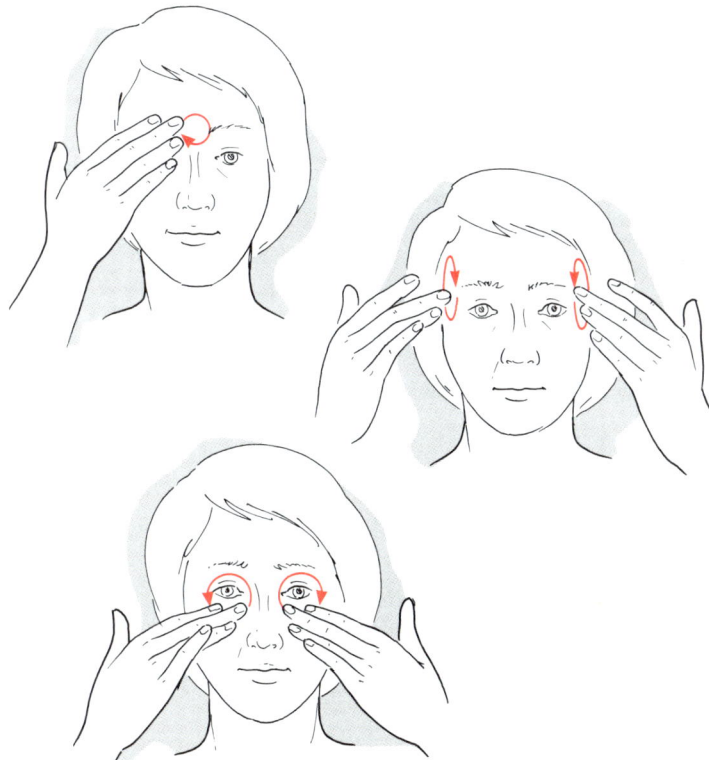

Ätherische Öle

Studien haben gezeigt, daß das Auftragen von Pfefferminzöl auf die Schläfe oder Stirn bei Spannungskopfschmerzen ebensogut hilft wie einfache Schmerzmittel. Auch japanisches Heilpflanzenöl oder Chinaöl ist hilfreich. Die Öle und die Schläfenmassage lassen sich gut kombinieren.

Akupressur

Ähnlich wie die Akupunktur stammt die Akupressur aus der traditionellen chinesischen Heilkunst. Es handelt sich dabei um eine gezielte Druckmassage, die man selbst oder ein Partner durchführen kann. Die Akupressurpunkte entsprechen im wesentlichen den Akupunkturpunkten und werden mit dem Finger oder einem Bleistiftende gezielt gedrückt bzw. mit kreisenden Bewegungen massiert. Sie liegen an Schläfe, Stirn und Hinterkopf, aber auch an Händen und Füßen. Der Wirkmechanismus ist vermutlich ähnlich wie bei der Akupunktur (Seite 162).

Abbildung 38:
Nah- und Fernpunkte der Akupunktur- und Akupressurbehandlung von Kopfschmerzen

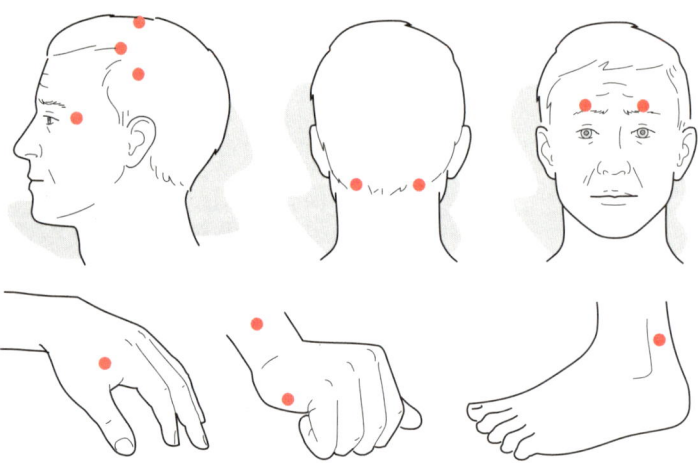

Biofeedback

Biofeedback bedeutet **Rückmeldung von Körpervorgängen**. Biofeedback-Verfahren werden erfolgreich beim Kopfschmerz vom Spannungstyp, seltener auch bei der Migräne angewendet.

Bei den Formen des Kopfschmerzes vom Spannungstyp, die mit einer Verspannung von Kopfmuskeln einhergehen, wird das **EMG-Biofeedback** eingesetzt. EMG bedeutet »Elektromyogramm«, das heißt Aufzeichnung der Muskelaktivität. Ein Meßfühler an den Stirn- und Nackenmuskeln gibt Auskunft über ihren Spannungszustand, die Rückmeldung erfolgt über einen Monitor oder akustische Signale. Ziel der Übung ist eine Muskelentspannung, die im Idealfall auch in Streßsituationen erreicht werden kann. Diese Streßsituationen können während des Trainings simuliert werden (Leistungsdruck, Lärm, Mißerfolg). Der Erfolg des EMG-Biofeedbacks beruht jedoch nicht allein auf der Kontrolle der Muskelspannung, die nur ein Faktor bei der Entstehung von Spannungskopfschmerzen sein kann; es ist vielmehr sehr wichtig, daß Sie selbst erleben, wie auch unbewußte Körperfunktionen Ihrer Kontrolle unterliegen und Sie dadurch Ihr Streßverhalten ändern können.

Muskelverspannungen lassen sich mit Biofeedback abtrainieren

Auch bei der Migräne existiert ein Biofeedback-Ansatz. Im sogenannten **Vasokonstriktions-Biofeedback** soll die von vielen Migränemitteln bewirkte Gefäßverengung (Vasokonstriktion) ohne Medikamente erreicht werden. Ein Meßfühler mißt den Durchmesser der Schläfenschlagader und meldet ihn akustisch oder über einen Monitor an den Patienten zurück. Über bestimmte Vorstellungen (zum Beispiel von einer Röhre, einem Tunnel oder von Eisschollen, die aufeinander zutreiben) lernt der Patient, seine Gefäße willentlich zu verengen, der Erfolg ist am Bildschirm erkennbar. Nach einiger Übung ist man dazu auch ohne die Rückmeldesignale in der Lage. Ziel des zeitintensiven Verfahrens ist es, in entsprechenden Auslösesituationen die Gefäße selbst verengen und so das Auftreten der Migräne verhindern zu können. Die willentliche Gefäßverengung ist jedoch nur ein Aspekt der Migränetherapie, und der positive Effekt des Trainings geht wie beim EMG-Biofeedback darüber hinaus.

Auch Gefäßverengung ohne Medikamente ist mit Biofeedback möglich

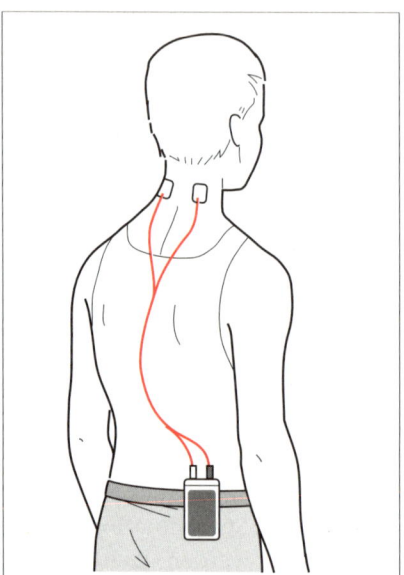

Abbildung 39:
EMG-Biofeedback
zur Kontrolle der
Muskelspannung

Für das EMG-Bio-
feedback gibt es
tragbare Geräte

Voraussetzungen für die Biofeedback-Verfahren sind ein speziell ausgebildeter Therapeut, die dazugehörigen Geräte und ausreichend Zeit und Motivation des Patienten. Vor allem das Vasokonstriktions-Biofeedback ist sehr aufwendig, Therapieplätze stehen nicht ausreichend zur Verfügung. In einigen Universitätskliniken und psychosomatischen oder Kopfschmerzkliniken werden Biofeedback-Methoden durchgeführt, meist in Verbindung mit verhaltenstherapeutischen Therapieprogrammen. Für das EMG-Biofeedback werden auch kleine tragbare Geräte zur Anwendung zu Hause angeboten, wobei die Anleitung eines Fachmanns zur Therapiekontrolle unverzichtbar ist. An den Kosten der Geräte beteiligt sich nach Rücksprache Ihre Krankenkasse, sie gibt auch Auskunft über ausgebildete Therapeuten und Therapieplätze.

Entspannungstraining

Entspannungstrainings sind ebenso effektiv wie die Biofeedback-Methoden jedoch leichter durchzuführen, da Sie keine Hilfsmittel brauchen. Besonders effektiv sind sie in Kombination mit einer Verhaltenstherapie (siehe Seite 160).

Die progressive Muskelrelaxation

Mit diesem vom Neurologen Jacobson zwischen 1909 und 1929 in den USA entwickelten Verfahren wird körperliche Entspannung trainiert und abrufbar gespeichert. Das Verfahren geht davon aus, daß Entspannung besser erreichbar ist, wenn eine Anspannung vorausgeht. Es kommt vor allem zur **Vorbeugung von Kopfschmerzen** in Frage, die in Streßsituationen auftreten. Die anfangs etwa 20 Minuten dauernde Übung besteht in systematischer Anspannung und Entspannung von verschiedenen Muskelgruppen des Körpers. Nach einiger Übung kann die »gelernte« Entspannung in wenigen Minuten oder noch schneller »abgerufen« werden. Man braucht allerdings etwas Geduld und Übung, bis man mit der Technik

Entspannung folgt auf Anspannung

Wie übt man die progressive Muskelrelaxation?

Zu Beginn sollten Sie in einem möglichst ruhigen Raum üben. Später funktioniert es dann in der Regel auch in Alltagssituationen.

Nehmen Sie zum Üben eine bequeme Position ein: die Rückenlage (eventuell mit einem Kissen als Stütze unter Kopf und Nacken) oder eine Sitzhaltung, entweder angelehnt auf einem Stuhl oder, falls nur eine Sitzgelegenheit ohne Lehne zur Verfügung steht, die sogenannte Droschkenkutscherhaltung. Diese Haltung eignet sich allerdings nicht für Menschen mit stärkeren Wirbelsäulenbeschwerden. Am besten ist es, mit geschlossenen Augen zu üben, da man auf diese Weise einen großen Teil der Außenreize ausblendet und sich besser auf die inneren Vorgänge einstellen kann.

---

so vertraut ist, daß man sie mit Erfolg auch im Alltag anwenden kann. Man kann für sich allein nach schriftlicher Anleitung oder mit einer Tonkassette üben oder an einem von einem Fachmann geleiteten Kurs teilnehmen, zum Beispiel an der Volkshochschule oder in spezialisierten Arzt- oder psychologischen Praxen. Fragen Sie Ihre Krankenkasse nach den Möglichkeiten in Ihrer Nähe. Genießen Sie die Übung, wenn Sie sie als lästige Pflicht erleben, hat sie keinen Sinn!

Nehmen Sie sich die Zeit, es zu lernen

Entspannen Sie sich mit progressiver Muskelrelaxation

1. Unterarme

Anspannung: Ballen Sie eine Faust (etwa fünf bis acht Sekunden), und achten Sie auf das Spannungsgefühl in den Muskeln des Unterarms und der Hand.

Entspannung: Lassen Sie vollständig los (etwa 30 Sekunden). Beobachten Sie die Empfindungen im entspannten Unterarm und in der Hand (vielleicht Kribbeln, Wärmegefühl, Schweregefühl, angenehme Lockerung usw.). Wiederholen Sie die Übung mit beiden Fäusten.

2. Oberarme (Bizeps)

Anspannung: Spannen Sie die Bizepsmuskeln an, indem Sie die Arme beugen. Dabei sollten die Unterarmmuskeln möglichst entspannt bleiben.

Entspannung: Lassen Sie wieder ganz locker, und lassen Sie die Arme bequem ruhen. Achten Sie auf die im Vergleich zur Anspannung unterschiedlichen Empfindungen – auf die Lockerung und Lösung – in den Oberarmmuskeln.

Die Muskelanspannung sollte nicht übertrieben werden. Mit zu großem Kraftaufwand erreicht man keine Entspannung, sondern genau das Gegenteil: Überanstrengung und Verkrampfung. Üben Sie deshalb nicht nach dem Motto »Viel hilft viel«!

3. Oberarme (Trizeps)

Anspannung: Spannen Sie nun die Trizepsmuskeln an, indem Sie die Arme strecken. Falls Sie im Liegen üben, lassen Sie dazu die Unterarme flach auf dem Boden liegen, und drücken Sie sie nach unten gegen die Unterlage. Die Handinnenflächen zeigen dabei nach oben.

Entspannung: Entspannen Sie sich wie bei Übung 2.

4. Schultern

Anspannung: Ziehen Sie die Schultern hoch, und spannen Sie die Schultermuskeln an.

Entspannung: Lösen Sie die Anspannung, und lassen Sie die Schultern fallen. Achten Sie auf die Entspannungsgefühle in den Schultern.

5. Nacken
Drücken Sie den Kopf nach hinten, und spannen Sie die Nackenmuskeln an. Dann wieder ganz lockerlassen.

6. Gesicht
Zähne aufeinanderbeißen, Augen zusammenkneifen, Gesichtsmuskeln anspannen, indem Sie eine Grimasse machen. Dann das Gesicht wieder ganz loslassen.

7. Rückenmuskeln
Spannen Sie die Rückenmuskeln an, indem Sie die Schulterblätter nach hinten ziehen. Dann lösen Sie die Spannung der Rückenmuskeln vollständig.

8. Bauchmuskeln
Bauchmuskeln anspannen, indem Sie die Bauchdecke »hart« machen oder den Bauch einziehen oder herausdrücken. Bauchmuskulatur wieder lockerlassen.

9. Oberschenkel und Gesäßmuskeln
Kneifen Sie die Gesäßbacken zusammen, spannen Sie die Oberschenkel an. Dann lösen Sie die Spannung wieder.

10. Unterschenkel (Wadenmuskeln)
Drücken Sie Füße und Zehen nach unten (vom Gesicht weg), so daß Spannung in den Wadenmuskeln spürbar ist. Dann lassen Sie die Wadenmuskeln wieder ganz locker und die Beine bequem ruhen.

11. Unterschenkel (Schienbeinmuskeln)
Ziehen Sie Zehen und Füße in Richtung Gesicht, so daß Sie Spannung an Ihren Schienbeinen verspüren. Dann loslassen und Beine wieder bequem ruhen lassen.

12. Zurücknahme
Falls man anschließend nicht schlafen will, beendet man die Übung, indem man die Arme mehrmals fest anbeugt und streckt. Wenn man mag, kann man sich auch recken und strecken. Dann atmet man tief durch und schlägt die Augen auf.

Die »Zurücknahme« durch mehrmaliges Beugen und Strecken der Arme schenkt ein Gefühl von Erfrischung und neuer Lebensfreude

Verhaltenstherapie

Bessere Bewältigung von Alltagssituationen und Schmerzbewältigung als Ziel

Verhaltenstherapeutische Therapieansätze werden überwiegend von **Psychologen** durchgeführt. Sie gehen davon aus, daß Kopfschmerzen durch ungenügende **Bewältigung von Alltagssituationen** ausgelöst werden können. In der Tat finden sich bei Migränepatienten häufig solche mit einem hohen Leistungsanspruch an sich selbst und einer ausgeprägten Angst vor Mißerfolg und Kritik. In der Therapie werden belastende Gedanken analysiert und eine Umbewertung dieser Gedanken angestrebt. Diese **kognitive Therapie** eignet sich auch für Menschen, die zu depressiver Verstimmung neigen. Außerdem sind Körperwahrnehmungsübungen, Rollenspiele, Selbstsicherheits- und Streßbewältigungstraining sowie Verfahren zur Schmerzbewältigung oft hilfreich, um gegen die Kopfschmerzgefahren im Alltag besser gewappnet zu sein. Wenn Entspannungstraining oder Biofeedback mit diesen verhaltenstherapeutischen Methoden kombiniert werden, läßt sich das Therapieergebnis noch verbessern.

Streßbewältigung

Die innere Sicht der Dinge ist entscheidend. Andere Verhaltensmuster lassen sich trainieren

Streß ist ein bekannter Auslöser von Migräneattacken und Episoden von Spannungskopfschmerzen. Das **Erleben von Streß** hängt jedoch nicht nur von den realen Umständen, sondern ganz entscheidend auch von der eigenen Einschätzung dieser Umstände und dem Erleben der eigenen Bewältigungsmöglichkeiten ab. Das Streßbewältigungstraining soll helfen, individuell als belastend erlebte Situationen möglichst frühzeitig zu erkennen und gegenzusteuern. Zum einen werden diese Situationen genau analysiert und im Rollenspiel und **Selbstsicherheitstraining** andere Verhaltensmuster eingeübt. Zum anderen werden als Gegengewicht Lebensbereiche gezielt gefördert, aus denen man Freude und Kraft schöpfen kann. Manchen Patienten eröffnen sogenannte **Genußübungen** (Schmecken, Fühlen, Tasten, Riechen) wieder Zugang zu den angenehmen Seiten des Lebens.

Finden Sie Zugang zu den angenehmen Dingen des Lebens

Schmerzbewältigung

Das Schmerzbewältigungstraining zielt darauf ab, den **persönlichen Umgang mit den Schmerzen** zu verbessern. Viele fühlen sich den Kopfschmerzen hilflos ausgeliefert und werden so zu passiven Opfern ihrer Beschwerden. Hilfreich sind Ablenkungsstrategien oder auch der Blick nach innen. Auch das Gegenteil macht Sinn: Wird die Aufmerksamkeit ganz auf den Schmerz konzentriert, er mit forscherischem Interesse genau betrachtet und analysiert, wird er weniger bedrohlich. Positive Selbstanweisungen verhindern die Opferrolle.

Den Schmerzen nicht mehr ausgeliefert sein

Die Kraft der Vorstellung

Atemübungen, Phantasiereisen oder innere Bilder sind entspannend und hilfreich. Es gibt entsprechende Kassetten für zu Hause oder Kurse verschiedenster Anbieter, bei denen das Gemeinschaftserlebnis in einer Gruppe und die gezielte Anleitung des Trainers hinzukommen. Finden Sie heraus, was Ihnen gefällt und was Sie als schönen Bestandteil Ihres Tages einrichten können. Oder versuchen Sie den »Lupenblick«:

Lupenblick

Gehen Sie in Gedanken in den Körperteil, in dem Ihre Schmerzen sind. Weichen Sie ihnen nicht aus, sondern gehen Sie direkt auf sie zu.

Sie haben eine Lupe und betrachten die Schmerzen durch das Vergrößerungsglas.

Ganz nüchtern sezieren Sie sie, wie ein Schmetterlingssammler seinen Falter. Sie betrachten sich genau, wie die Schmerzen sich äußern, als wären es die Schmerzen einer anderen Person. Untersuchen Sie sie eine Zeitlang von allen Seiten! Sie gewinnen Abstand von ihnen, sie berühren Sie nicht.

Sie fühlen, wie sich die Schmerzen verändern, allmählich immer schwächer werden und sich verflüchtigen.

Positive Selbstanweisungen

Reden Sie mit sich selbst über den Schmerz. Versichern Sie sich selbst, daß Sie die Attacke überstehen. Überlegen Sie laut, was Sie gegen den Schmerz tun können. Wägen Sie verschiedene Möglichkeiten ab. Bleiben Sie Herr des Geschehens.

Akupunktur

Die Akupunktur ist eine sehr alte und traditionsreiche Heilmethode aus China. Feine Nadeln werden an bestimmten Stellen in die Haut gestochen, zum Teil wird durch Drehen der Nadel mit der Hand oder elektrisch ein zusätzlicher Reiz gesetzt. Durch diese Reize kommt es zur **Aktivierung von körpereigenen Schmerzhemmsystemen**, zu Veränderungen von Schmerzüberträgerstoffen und zu Effekten der Gegenstimulation. Eine genaue Erklärung der Akupunkturwirkung steht noch aus. Nachdem der Stellenwert der Akupunktur in der Kopfschmerztherapie über lange Zeit umstritten war, mehren sich in letzter Zeit Hinweise für eine Wirksamkeit bei der Migräne. Die Erfolge scheinen weniger in der Attackenbehandlung als in der **Vorbeugung der Migräne** zu liegen. Wie bei den Medikamenten auch kann jedoch nicht jedem mit Akupunktur geholfen werden.

Der Therapieerfolg richtet sich nach der Erfahrung des Akupunkteurs. Im allgemeinen werden etwa zehn Sitzungen vorgenommen, der Effekt hält im Mittel zwischen zehn und zwölf Monaten an. Die Akupunktur ist, sollten sich die bisherigen Therapieerfolge bestätigen lassen, eine nebenwirkungsarme und noch dazu kostengünstige Methode. Über den Schmerz beim Einstich hinaus ist bei Verwendung von Einmalnadeln und entsprechender Vorsicht kein wesentliches Risiko gegeben. Einige Akupunkturpunkte zur Kopfschmerzbehandlung finden Sie auf Seite 154.

Aktivierung von körpereigenen Schmerzhemmsystemen

Der Erfolg der Behandlung hängt sehr von der Erfahrung des Akupunkteurs ab

Elektrische Stimulationsverfahren

Die Wirkung der Stimulationsverfahren beruht darauf, daß durch die **nichtschmerzhafte Reizung** des betroffenen Gebietes der Schmerz »überdeckt« wird. Sie selbst kennen sicher die Erfahrung, daß Sie nach einem Schmerzreiz (zum Beispiel bei einer Prellung) unwillkürlich mit der Hand die schmerzhafte Stelle reiben oder massieren. Die Wirkung kommt an Nervenschaltzellen im Rückenmark und im Hirnstamm zustande, die den Einstrom der schmerzhaften und nichtschmerzhaften Reize regulieren.

Nichtschmerzhafte Stimulation beeinflußt die Schmerzfilter im Rückenmark

Die elektrischen Stimulationsverfahren werden nach dem Reizort unterschieden: Bei der **Transkutanen Elektrischen Nervenstimulation (TENS)** wird die Haut mit zwei oder vier Elektroden aus Silikongummi oder Aluminiumfolie gereizt (Abb. 40). Verwendet wird ein kleiner Impulsgenerator, der am Gürtel oder an der Kleidung befestigt werden kann. Die Plazierung der Elektroden sollte so gewählt werden, daß es im betroffenen Gebiet zu einer angenehmen Reizwahrnehmung kommt. Meist müssen mehrere Plazierungen und Reizarten »ausprobiert« werden, Art und Stärke der Impulse kann der Patient selbst regulieren. Da sich im Laufe der Zeit ein **Gewöhnungseffekt** einstellt, ist es günstig, die Stimulationsbedingungen gelegentlich zu wechseln. Ein Erfolg ist am ehesten bei akuten **Halswirbelsäulenbeschwerden** und beim **Kopfschmerz vom Spannungstyp** zu erwarten. Für den Effekt ist ganz entscheidend, daß Sie in die Handhabung des Gerätes gut eingewiesen werden und es auch regelmäßig anwenden. Wenn ein Gerät hilfreich ist, kann es vom Arzt für eine begrenzte Zeit oder für immer verschrieben werden. Auch die TENS ist kein Allheilmittel und bringt die besten Erfolge, wenn sie im Rahmen eines Gesamtkonzeptes mit Entspannungsverfahren, Physiotherapie und Medikamenten kombiniert wird.

Tragbare Geräte, an denen die Stimulationsparameter variiert werden können

Gute Anleitung entscheidend

Anwendung im Rahmen eines Gesamtkonzeptes

Bei Gesichtsschmerzen nach Verletzungen des Trigeminusnerven kann eine elektrische Stimulation auch im Ganglion des **Trigeminusnervs** erfolgen. Die Sonde wird durch die Wange über ein Loch in der Schädelbasis plaziert (Abb. 32, Seite 135). In verzweifelten Fällen von Gesichtsschmerzen wie der Anaesthesia dolorosa können auch schmerzverarbeitende

Auch Trigeminusstimulation möglich

Abbildung 40:
Transkutane elektri-
sche Nervenstimula-
tion (TENS) bei Kopf-
schmerzen nach
Halswirbelsäulen-
verletzung oder bei
Spannungskopf-
schmerzen

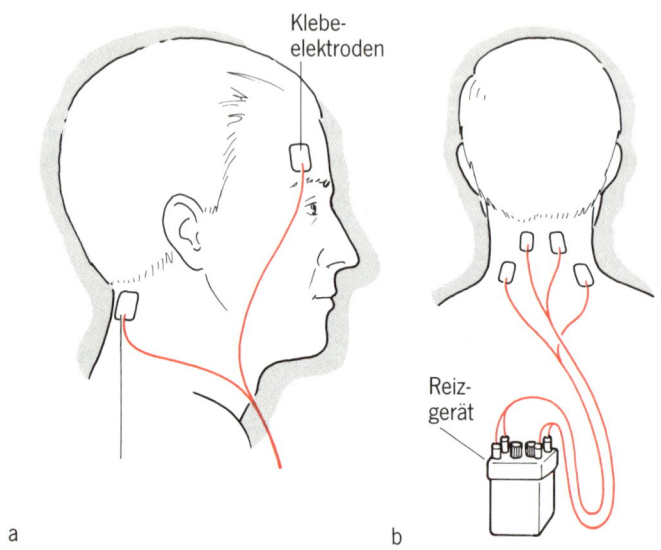

Nervenzellen im Gehirn selbst über Sonden stimuliert werden. Dieses Verfahren wird **deep brain stimulation** (tiefe
Hirnstimulation) genannt und nur in Ausnahmefällen versucht, die Erfolgsrate liegt bei etwa 30 bis 40 Prozent.

Physiotherapeutische Verfahren

Ob physiotherapeu-
tische Verfahren bei
primären Kopf-
schmerzerkrankun-
gen wirklich helfen,
ist noch nicht ein-
deutig erwiesen

Während der Effekt der Krankengymnastik bei einigen Erkrankungen wie dem HWS-Schleudertrauma und anderen
Funktionsstörungen der Halswirbelsäule kaum zu bestreiten
ist, steht der Wirksamkeitsnachweis der physiotherapeuti-
schen Therapieverfahren für primäre Kopfschmerzerkrankungen noch aus. Das hängt zum Teil damit zusammen, daß
gute kontrollierte Studien analog zu Medikamenten aus me-
thodischen Gründen kaum durchführbar sind und offenbar
auch kein wirkliches Interesse an der Durchführung solcher
Studien besteht. Eine Migräne ist durch Massage, Manualtherapie oder Krankengymnastik nicht zu heilen. Eine Behandlung der Halswirbelsäule bei einem Patienten mit Kopfschmerzen vom Spannungstyp ist nur dann zu überlegen,
wenn bei der klinischen Untersuchung tatsächlich eine

Störung an der Halswirbelsäule erkennbar ist. Bei genauer Untersuchung des Patienten und gezieltem Einsatz der physikalischen Therapieverfahren im Rahmen eines Gesamtkonzeptes, das den Patienten aufklärt und andere Therapieansätze miteinbezieht, können die nachfolgend geschilderten Therapieverfahren jedoch durchaus sinnvoll sein.

Krankengymnastik

In der Krankengymnastik gibt es zahlreiche verschiedene Schulen und Therapiekonzepte. In der Kopfschmerzbehandlung werden sie vor allem bei **halswirbelsäulenbedingten Kopfschmerzen**, gerade nach HWS-Schleudertrauma, oder **Kopfschmerzen vom Spannungstyp** eingesetzt, wenn Auffälligkeiten in der Funktion der Halswirbelsäule bestehen. Bekannte Methoden sind die Beeinflussung von falscher Körperhaltung und Bewegungsmustern nach Brügger oder die Cranio-Sacral-Therapie. Eine detaillierte Beschreibung würde den Umfang dieser Abhandlung sprengen.

Viele verschiedene Schulen und Therapiekonzepte

Hydrotherapie und Balneotherapie

Mit Kneippschen Anwendungen, Teilbädern, Wechselduschen und medizinischen Bädern wird das vegetative Nervensystem beeinflußt. Bei **Migränikern** soll sich die Dämpfung des überaktiven Sympathikus mit seiner hohen Bereitschaft zur Gefäßverengung günstig auswirken. Auch **Kopfschmerzen vom Spannungstyp** sollen günstig beeinflußt werden.

Wirkung auf das vegetative Nervensystem

Wärme- und Kältetherapie

Patienten berichten gelegentlich über einen günstigen Effekt von Kälte oder Wärme bei Kopfschmerzattacken. Gerade in der **akuten Migräneattacke** kann ein Kryogelkissen aus dem Kühlschrank gute Dienste leisten. Warmluftanwendungen, Fangopackungen oder Infrarot sind immer dann zu erwägen, wenn lokale **Schmerzen aus dem Muskel- oder Bindegewebsbereich** an Kopf oder Hals vorliegen, zum Beispiel nach HWS-Schleudertrauma.

Kälte bei Migräne, Wärme für die Halswirbelsäule

Manuelle Therapieverfahren

Klassische Massage
für die Hals- und
Schulterpartie

Auch bei den manuellen Therapieverfahren gibt es eine Vielzahl verschiedener Techniken. Die **klassische Massage** kommt am ehesten bei Verspannungen und Schmerzen im Halswirbelsäulen- und Schulterbereich in Frage. Sanftere

Sanftere Techniken
auch bei Kopf-
schmerzen

Techniken wie die Gesichts- und Kopfschwartenmassage, Periostmassage oder Bindegewebsmassage können bei Spannungskopfschmerzen, selten auch bei Migräne hilfreich sein. Die **Lymphdrainage** soll bei Migränikern helfen. Die Trakti-

Extensionsbehand-
lung bei chronisch
veränderter Musku-
latur

onsmassage und Extensionsbehandlung der Halswirbelsäule geht davon aus, daß sich bei chronischen Kopfschmerzen ständig angespannte Halsmuskeln dauerhaft verkürzt und Myogelosen gebildet haben und so eine Quelle zusätzlicher Schmerzen entstanden ist.

Kopfschmerzen bei Kindern

Kopfschmerzen bei Kindern sind alarmierend häufig. Im Alter von neun Jahren haben neun von zehn Kindern bereits Erfahrung damit, jedes zehnte leidet unter häufigeren Beschwerden. Die Häufigkeit von Kinderkopfschmerzen scheint noch weiter anzusteigen.

Die Häufigkeit von Kopfschmerzen bei Kindern nimmt zu

Wie bei Erwachsenen gibt es auch im Kindesalter Kopfschmerzerkrankungen wie die Migräne und den Kopfschmerz vom Spannungstyp. Kinder reagieren aber stärker noch als Erwachsene auf **Umwelteinflüsse**. So ist anzunehmen, daß Leistungsdruck in der Schule, hohe Erwartungen der Eltern, ungelöste Konflikte in der Familie und bedrückende Wohnbedingungen wesentliche Faktoren für das frühe Auftreten von Kopfschmerzerkrankungen sind. Auch Schlafmangel, langes Fernsehen oder Spielen am Computer sowie einseitige Ernährungsgewohnheiten ohne den entsprechenden Bewegungsausgleich fördern die Entstehung von Kopfschmerzen. Manchmal steckt ein unerkannter Sehfehler dahinter. Immer wieder werden auch Allergien gegen Nahrungsmittelzusatzstoffe (meist Konservierungsmittel oder Farbstoffe) als Kopfschmerzursache festgestellt, die durch gezielte Diät in Absprache mit dem Kinderarzt erkannt werden können.

Die Augen untersuchen

Besonders gefährdet für eine »Kopfschmerzkarriere« sind Kinder, deren Eltern ebenfalls unter Schmerzen leiden und die ihnen durch leichtfertigen Umgang mit Schmerzmitteln ein falsches Vorbild sind.

Eltern können falsches Vorbild sein

Gerade weil Kinder so empfindlich auf Umweltbedingungen reagieren, muß vor einer Behandlung (womöglich »in Eigenregie« mit freiverkäuflichen Schmerzmitteln) unbedingt nach **Ursachen und Auslösern** der Beschwerden gesucht werden. Wenn die Eltern keine Lösung sehen, sollte ein erfahrener Kinderarzt oder ein mit Kopfschmerzproblemen vertrauter Psychologe kontaktiert werden. Die örtlichen Krankenkassen oder Familienberatungsstellen wissen Adressen. Auch im Kindesalter können gelegentlich ernsthafte Ursachen der Kopfschmerzen vorliegen, bis hin zum Hirntumor.

Keine Behandlung der Kinder in Eigenregie bei häufigen Beschwerden, eine ärztliche Untersuchung ist unbedingt erforderlich

Wenn Beschwerden neu auftreten, ist daher ein Arztbesuch unerläßlich. Für Kinder gibt es spezielle Kopfschmerz-

und Migräne-Tagebücher, die die Beschwerden weiter einordnen helfen und Behandlungserfolge kontrollieren.

Nichtmedikamen-
töse Therapieverfah-
ren funktionieren bei
Kindern noch besser
als bei Erwachsenen

Nichtmedikamentöse Therapieverfahren wie Entspannungstraining, Streßbewältigungsprogramme, transkutane elektrische Nervenstimulation oder Akupunktur zeigen zudem bei Kindern noch bessere Resultate als bei Erwachsenen und sollten nach der ärztlichen Untersuchung unbedingt zuerst versucht werden. Sie wirken besonders gut bei Kopfschmerzen vom Spannungstyp. Bei der Migräne helfen oft schon Reizabschirmung (Ausruhen in einem abgedunkelten Raum) und ein kalter Lappen oder Pfefferminzöl auf die Schläfen.

Medikamente be-
sonders sparsam
und gezielt einset-
zen

Wenn dennoch Beschwerden verbleiben, können **Medikamente** auch bei Kindern durchaus sinnvoll sein, allerdings in deutlich geringerer Dosis als bei Erwachsenen. Monopräparate mit nur einem Wirkstoff sind unbedingt zu bevorzugen. In Frage kommen Paracetamol, Acetylsalicylsäure, auch Ibuprofen und Naproxen in angepaßter Dosierung. Speziell bei **Migräne** helfen nicht selten Domperidon-Tropfen nicht nur gegen das Erbrechen, sondern auch gegen die Kopfschmerzen. Bei sehr starken Schmerzen können auch Ergotamin-Zäpfchen (bis ein Milligramm) gegeben werden. Sumatriptan in reduzierter Dosis wird auch von Spezialisten eingesetzt, ist jedoch zur Behandlung von Kindern noch nicht zugelassen. Zur Migränevorbeugung kommen Betablocker, Flunarizin oder Acetylsalicylsäure in Frage, beim chronischen **Spannungskopfschmerz** (nach Ausschluß aller anderen Ursachen!) auch sehr niedrig dosiertes Amitriptylin (zehn Milligramm zur Nacht).

Kopfschmerzen in der Schwangerschaft

Bei Kopfschmerzen in der Schwangerschaft ist mit Rücksicht auf das Kind in besonderem Maße eine sehr gezielte und möglichst nichtmedikamentöse Behandlung erforderlich. **Eine Selbstmedikation mit freiverkäuflichen Schmerzmitteln sollte unbedingt nur nach Rücksprache mit dem Frauenarzt durchgeführt werden.** Besteht schon vor der Schwangerschaft eine Kopfschmerzerkrankung, sollten Sie möglichst früh mit dem behandelnden Arzt über die optimale Behandlung während der Schwangerschaft sprechen.

Möglichst ohne Medikamente auskommen und schon vor der Schwangerschaft Informationen einholen

Wie verlaufen Kopfschmerzerkrankungen in der Schwangerschaft, und welche Formen kommen neu vor?

Zum Glück nehmen Kopfschmerzbeschwerden in der Schwangerschaft häufig ab: Zwei Drittel aller Frauen mit Migräne geben eine Besserung an, meist vom zweiten Schwangerschaftsdrittel an, ebenso Frauen, deren Migräne im Zusammenhang mit der Regelblutung stand. Gelegentlich verstärkt sich die Migräne auch in der Schwangerschaft, oder es kommt zum erstmaligen Auftreten einer Aura. Für den bei Frauen ohnehin seltenen Cluster-Kopfschmerz gilt ähnliches. Nach der Geburt setzen die Migräneanfälle wieder ein wie zuvor.

Bei zwei Drittel der Frauen bessert sich die Migräne

Vor allem im ersten Schwangerschaftsdrittel kann eine Migräne aber auch neu auftreten, oft mit Aura, sie verschwindet dann jedoch meist innerhalb weniger Monate. Eine gründliche Untersuchung durch den Arzt ist erforderlich, um im Falle einer Aura andere, seltene Ursachen der neurologischen Störungen auszuschließen (zum Beispiel Verschluß von Hirnvenen [Thrombose], eine Spätgestose mit Blutdruckentgleisung oder auch eine Gehirnblutung). Kopfschmerzen vom Spannungstyp und extrem selten auch ein Pseudotumor cerebri können ebenfalls in der Schwangerschaft neu auftreten.

Kopfschmerzen können jedoch auch neu auftreten

Welche Behandlung ist sicher für das Kind?

Schmerzmittel gehen in den Kreislauf des Kindes und in die Muttermilch über

In Schwangerschaft und Stillzeit sollten Medikamente nur eingenommen werden, wenn es unbedingt erforderlich ist. Alle Schmerzmittel gehen in den Kreislauf des Kindes über, viele auch in die Muttermilch. Bei sehr starken und beeinträchtigenden Beschwerden ist eine kontrollierte Medikamenteneinnahme jedoch vertretbar, wenn nichtmedikamentöse Maßnahmen nicht ausreichen.

Paracetamol ist relativ sicher

Paracetamol ist ein relativ sicheres Medikament, es kann auch in der Stillzeit gegeben werden. Das gleiche gilt für Naproxen; es sollte aber ebenso wie Acetylsalicylsäure im letzten Schwangerschaftsdrittel nicht eingesetzt werden, da die Geburt verzögert und verlängert werden kann und die Blutungsneigung des Neugeborenen zunimmt. Ergotaminpräparate dürfen in der Schwangerschaft und während der Stillzeit nicht angewendet werden. Aufgrund mangelnder Erfahrungen bei Schwangeren gilt die gleiche Einschränkung für Sumatriptan und Zolmitriptan.

Mittel gegen die Übelkeit nicht in den ersten drei Monaten und während der Stillzeit

Mittel gegen die Übelkeit bei Migräne wie Metoclopramid oder Domperidon sollten aus Sicherheitsgründen nicht im ersten Schwangerschaftsdrittel und während der Stillzeit angewendet werden.

Medikamentöse Prophylaxe meist ausschleichen

Zur Kopfschmerzvorbeugung eingesetzte Substanzen werden bei konkretem Kinderwunsch oder nach der Empfängnis ausschleichend abgesetzt, da eine Besserung der Beschwerden in der Schwangerschaft wahrscheinlich ist. Eine Ausnahme ist Magnesium, das in der Schwangerschaft ohnehin viele Vorteile hat. Prinzipiell kann eine Medikation mit Betarezeptorenblockern und Kalziumantagonisten auch weitergeführt oder bei unzumutbarer Beschwerdezunahme nach dem Absetzen erneut begonnen werden. Betablocker müssen allerdings wegen möglicher Beeinträchtigungen des Kindes unter der Geburt spätestens zwei Wochen vor dem Geburtstermin abgesetzt sein. Flunarizin sollte nicht beim Stillen eingesetzt werden. Die zur Vorbeugung des chronischen Kopfschmerzes vom Spannungstyp eingesetzten Antidepressiva kommen in Schwangerschaft und Stillzeit nicht in Frage, wenn allein die Kopfschmerzen der Grund für die Einnahme sind.

Anhang

Die wichtigsten Medikamente

Aufgeführt sind Substanzname, Handelsname (Auswahl) und Darreichungsformen. Folgende **Abkürzungen** werden verwendet:

BG	Brausegranulat	**NS**	Nasenspray
BT	Brausetablette	**RD**	Retarddragee
BuT	Buccaltablette	**RK**	Retardkapsel
D	Dragee	**Rp**	Rezeptpflichtig
DS	Dosierspray	**RT**	Retardtablette
Gr	Granulat	**S**	Saft oder Suspension
I	Injektionszubereitung	**T**	Tablette
K	Kapsel	**TG**	Trinkgranulat
KT	Kautablette	**Tr**	Tropfen
LT	Lutschtablette	**Z**	Zäpfchen

Dosiersprays werden tief inhaliert. Die Buccaltablette läßt man in der Backentasche zergehen. Der Wirkstoff wird wie bei der Lutsch- und der Kautablette über die Mundschleimhaut aufgenommen. Bei Retard-Zubereitungen erfolgt die Freisetzung des Wirkstoffs verzögert, um über längere Zeit möglichst gleichmäßige Wirkspiegel zu erzielen.

Tabelle 2:
Einfache
Schmerzmittel
(Analgetika)

Substanz	Präparate (Auswahl)	Darreichungs-form
Paracetamol	Benuron	T, K, S, Z
	Paracetamol ratiopharm	T, S, Z
	Paracetamol Stada	T, S, Z

mit entzündungshemmender Wirkung (NSAID)

Substanz	Präparate (Auswahl)	Darreichungs-form
Acetylsalicylsäure	Aspirin (plus C)	BT, KT, T
	Aspisol	I
	Aspro 500	BT
	ASS plus C ratiopharm	BT
	Hermes ASS	BT
Diclofenac (Rp)	Allvoran	T, RT, Z
	Diclofenac-ratiopharm	T, RK, RT, Z
	Diclofenac Stada	T, RT, Z
	Voltaren	T, D, RD, Z
Ibuprofen (nur 200-mg-Präparate, nicht Rp)	Anco	BG, D, T, RT, Z
	Dolgit	D, T, RK
	Dolormin	BT
	Ibuprofen Heumann	BT, T
	Ibuprofen Klinge	T, RT
	Imbun	BT, T, RT, Z
	Optalidon	BT, T
Indometacin (Rp)	Amuno	K, RK, S, Z
	Indometacin AL	BT, T
Naproxen (Rp)	Dysmenalgit	T
	Proxen	T, S, Z

Tabelle 3:
Stoffe zur Behandlung von Übelkeit und Erbrechen beim Migräneanfall

Substanz	Präparate (Auswahl)	Darreichungs-form
Metoclopramid (Rp)	Gastrosil	Tr, T, RK, Z, I
	MCPratiopharm	Tr, T, RK, Z, I
	Paspertin	Tr, S, T, K, RK, Z, I
Domperidon (Rp)	Motilium	T, Tr, S

Substanz	Präparate (Auswahl)	Darreichungs-form
Ergotamintartrat (Rp)		T
	ergo sanol spezial N	Z, K
	Ergotamin Medihaler**	DS
	Migrexa	Z, T
Sumatriptan (Rp)	Imigran	T, I, Z, NS
Zolmitriptan (Rp)	Asco Top	T
Dihydroergotamin (Rp)***	Dihydergot	Tr, T, I, NS****
	Dihytamin	BuT, Tr, I

Tabelle 4:
Stoffe zur Attacken-behandlung bei starker Migräne und Cluster-Kopfschmerz*

*	wegen des erforderlichen raschen Wirkungseintritts sind nur das Dosieraerosol oder die Infektionsform zu empfehlen
**	nur in einigen Bundesländern bei ärztlicher Notwendigkeitsbescheinigung über Internationale Apotheken erhältlich
***	Zur Migräne-Akuttherapie sind nur die Injektionsformen und das Nasenspray geeignet. Die übrigen Zubereitungen werden gelegentlich zur Vorbereitung eingesetzt
****	über Internationale Apotheken erhältlich

Substanz	Präparate (Auswahl)	Darreichungs-form
Antidepressiva		
schlafanstoßend, beruhigend		
Amitriptylin (Rp)	Amineurin	T, RT, RK
	Saroten	D, RT, RK, I
Amitriptylinoxid (Rp)	Equilibrin	T
Doxepin (Rp)	Aponal	D, T, Tr
	Doxepin ratiopharm	T, K
stimmungsaufhellend		
Imipramin (Rp)	Tofranil	D, I
Maprotilin (Rp)	Ludiomil	T, I
	Maprotilin neuraxpharm	T, I
antriebssteigernd		
Clomipramin (Rp)	Anafranil	D, RT, I
	Hydiphen	T, D, I

Tabelle 5:
Substanzen zur Vorbeugung von Kopfschmerzen

Tabelle 5:
Fortsetzung

Substanz	Präparate (Auswahl)	Darreichungs-form
Betarezeptorenblocker		
Metoprolol (Rp)	Beloc	T, RT
	Metoprolol Stada	T, RT
Propranolol (Rp)	Beta-Tablinen	T, RT
	Dociton	T, RK
Kalziumantagonisten		
Flunarizin (Rp)	Flunarizin ratiopharm	K
	Sibelium	K
Cyclandelat	Natil	K
Verapamil (Rp)	Isoptin	T, RT
	Verahexal	T, RT
Cortison		
Prednisolon (Rp)	Decortin H	T
	Deltacortril	T
Prednison (Rp)	Decortin	T
	Prednison ratiopharm	T
Lithium		
Lithiumcarbonat (Rp)	Hypnorex retard	RT
	Quilonum	T, RT
Lithiumsulfat (Rp)	Lithium-Duriles	RT
Magnesium	Magnesium-Diasporal	LT, TG
Serotoninantagonisten		
Lisurid (Rp)	Cuvalit	T
Pizotifen (Rp)	Sandomigran	D
Methysergid (Rp)	Deseril retard	T
Valproat (Rp)	Convulex	K, Tr
	Ergenyl	T, RT, Tr
	Orfiril	D, RD, S, I

Substanz	Präparate (Auswahl)	Darreichungs-form
Baclofen (Rp)	Baclofen ratiopharm	T
	Lioresal	T
Carbamazepin (Rp)	Tegretal	T, RT, S
	Timonil	T, RT
Clonazepam (Rp)	Rivotril	T, Tr, I
Phenytoin (Rp)	Epanutin	K, S, I
	Phenhydan	T, I
	Zentropil	T, I

Tabelle 6:
Substanzen zur
Behandlung von
Neuralgien

Häufig verwendete Abkürzungen

ASS – Acetylsalicylsäure. Einfaches Schmerzmittel mit entzündungshemmender Wirkung

CCT – Craniale Computertomographie. Schichtuntersuchung des Kopfes mit Röntgenstrahlung

CGRP – Calcitonin Gene Related Peptide. Botenstoff im Gehirn, der bei der neurogenen Entzündung mitwirkt und gefäßerweiternd wirkt

DMKG – Deutsche Migräne- und Kopfschmerz-Gesellschaft

EEG – Elektroenzephalographie. Messung der Gehirnströme mit Elektroden am Kopf

EMG – Elektromyogramm. Aufzeichnung von Muskelaktivität über einen Meßfühler

EPH – Gestose – Edema Proteinuria Hypertension. Erkrankung in der Schwangerschaft, die mit Wassereinlagerung ins Gewebe (englisch *edema*), Eiweißausscheidung mit dem Urin (englisch *proteinuria*) und Bluthochdruck (englisch *hypertension*) einhergehen kann

HWS – Halswirbelsäule

IHS – International Headache Society. Internationale Kopfschmerzgesellschaft

MAO-Hemmer – Monoaminoxidase-Hemmer. Gruppe der Antidepressiva

MRT – Magnetresonanztomographie. Schichtuntersuchung mit Hilfe eines Magnetfeldes

NSAID – Non Steroidal Anti Inflammatory Drug. Gruppe einfacher Schmerzmittel mit entzündungshemmender Wirkung

SSRI – Selektive Serotonin Reuptake Inhibitors. Gruppe von antidepressiv wirkenden Substanzen, die gezielt die Wiederaufnahme von Serotonin (im Nervensystem) hemmen

TENS – Transkutane elektrische Nervenstimulation. Elektrische Stimulation der Haut über Oberflächenelektroden zur Schmerzbehandlung

TIA – Transitorische ischämische Attacke. Zeichen eines Schlaganfalls, die sich innerhalb von 24 Stunden vollständig zurückbilden

Literatur zum Thema Kopfschmerzen (Auswahl)

Ratgeber und Selbsthilfebücher

A. Broome, H. Jellicoe: Mit dem Schmerz leben. Anleitung zur Selbsthilfe. Verlag Hans Huber, Bern 1993

M. Loibl: Selbsthilfe bei Migräne: Kösel-Verlag, München 1996

D. Ohm: Progressive Relaxation. Tiefmuskelentspannung nach Jacobson. Einführung und Übungen. TRIAS, Stuttgart 1997

Stiftung Warentest: Ratgeber Gesundheit: Kopfschmerzen, Migräne 1993

Weiterführende Fachliteratur

In deutscher Sprache:

F. B. Ensink, D. Soyka (Hrsg.): Migräne. Aktuelle Aspekte eines altbekannten Leidens. Springer Verlag, Berlin 1994

H. Göbel: Die Kopfschmerzen. Springer-Verlag, Berlin 1997

V. Pfaffenrath, W.-D. Gerber: Chronische Kopfschmerzen. Verlag W. Kohlhammer, Stuttgart 1992

O. Sacks: Migräne. Rowohlt Verlag, Reinbeck 1996

Therapieempfehlungen der Deutschen Migräne- und Kopfschmerzgesellschaft. Arcis Verlag GmbH, München 1994 (Neuauflage in Vorbereitung)

In englischer Sprache:

J. Olesen, P. Tfelt-Hansen, KMA Welch (Hrsg.): The Headaches. Raven Press, New York 1993

Hilfreiche Adressen

Bei den angegebenen Adressen können Sie Namen und Anschriften von Kopfschmerzspezialisten, Schmerzambulanzen, Schmerzkliniken und Selbsthilfegruppen in der Nähe Ihres Wohnortes erfahren. Bei der Deutschen Schmerzhilfe erhalten Sie gegen eine geringe Gebühr einen Kopfschmerzkalender.

Bundesverband Deutsche Schmerzhilfe e.V.,
Woldsenweg 3, 20249 Hamburg,
Tel. 0 40/46 56 46

Deutsche Gesellschaft zum Studium des Schmerzes,
Prof. K. Lehmann, Joseph-Stelzmann-Straße 9, 50924 Köln,
Tel. 02 21/4 78 66 86

Deutsche Migräne- und Kopfschmerzgesellschaft e.V.,
Elztalklinik, Pfauenstraße 6, 79215 Elzach-Oberprechtal,
Tel. 0 76 82/80 51 13

Deutsche Schmerzliga e.V., Postfach 10 08 34,
60008 Frankfurt/Main,
Tel. 0 69/29 98 80 75

Kontakte, Information und Beratung im Selbsthilfebereich (KIBIS), Rathausstraße 8, 23909 Ratzeburg,
Tel. 0 45 41/77 52

Kontakt- und Informationsstellen für Selbsthilfegruppen (KISS), Gaußstraße 21, 22765 Hamburg,
Tel. 0 40/39 57 67

Migräneliga e.V., Westerwaldstraße 1,
65462 Ginsheim-Gustavsburg,
Tel. 0 61 44/22 11

Nationale Kontakt- und Informationsstelle zur Anregung und Unterstützung von Selbsthilfegruppen (NAKOS),
Albrecht-Achilles-Straße 65,
10709 Berlin-Wilmersdorf,
Tel. 0 30/8 91 40 19

Sachverzeichnis

Kursive Seitenzahlen weisen auf ausführliche Textstellen hin.

Acetylsalicylsäure 33, 41, *46f*, 69, 73, 89, 94, 97, 103, 106, 113, 168, 170
Aciclovir 139
AEHP Akustisch evoziertes Hirnstammpotential 39
Akupressur 45, 70, 73, *154*
Akupunktur 141, 152, 154, *162*, 168
Alkohol *37 f* 54,67,80,83,*106*
Allergie 38,53,167
Alnitidan 52
Amitriptylin 61, *74 f*, 113, 168
Analgetika 46ff
Anämie 117
Anästhesia dolorosa *137*, 140, 164
Aneurysma 96, 98
Angiographie 24, 98
Anstrengung 27, 38, 87, *89ff*, 100, 105, 116, 146
Anstrengungskopfschmerz 89
Anstrengungsmigräne 38
Antibabypille 32, 36, 98, 110
Antidepressiva 51, 69, *74*, 113, 137f, 140f, 148, 170
Arbeitsplatz 16, 67, 70, 106, 121
Arteriitis temporalis 98f
Arthrose 121, 127
Ätherische Öle 153
Aufbißschiene 128
Auffahrunfall 124
Augenarzt 25, 125f, 147
Augenerkrankungen 125f
Augenmuskelnerven 31, 144
Augenrötung 77
Aura 21f, *29ff*, 36, 40ff, 50, 169
– ohne Kopfschmerz 31
– verlängerte 30
Auriculotemporalisneuralgie 143f

Baclofen 133
Balneotherapie 152, 165
Basilaris-Migräne 31

Beleuchtung 67, 126
Betarezeptorenblocker 39, *57ff*, 85, 89, 91, 168, 170
Bewußtseinsveränderung 31, 102
Bindegewebsmassage 166
Biofeedback 45, 54, 70, 152, *155f*, 160
Blutarmut s. Anämie
Blutentnahme 24
Bluthochdruck 49, 57, 90, *100*, 149,
– in der Schwangerschaft 100
Blutkörperchensenkungsgeschwindigkeit 99
Blutplättchen 37, 43
Brille 125f
Brügger-Therapie 165
Butwäsche s. Hämodialyse
Botenstoffe des Gehirns s. Gehirn, Botenstoffe
Bruxismus 128

CADASILM 38
Capsaicin 82, 140
Carbamazepin 86, *133*, 137ff, 148
Carotidynie (Carotisschmerz) 97, 147
CCT s. Computertomographie
CGRP (*Calcitonin Gene Related Protein*) 41, 80
Chinarestaurant-Syndrom 108
Chiropraktiker 123
Chronisch paroxysmale Hemicranie 85f
Clomipramin 74f
Clonazepam 133
Cluster-Kopfschmerz *77ff*, 92ff, 147, 169
– Auslöser 80, 108
– Begleiterscheinungen 77
– Behandlung 81ff
– Entstehung 80
Cluster-Periode 77, 79ff, 108

Cluster-Migräne 79, 85
CNV (Contingente Negative Variation) 39
Codein 53, 110, 113
Computertomographie 20f, 32, 92, 95f, 105
Cortison 32, 80, 83f, 99, 116, 141, 144f, 148
Crack 109
Cranio-Sacral-Therapie 152, 165
Cyclandelat 60

Dauerkopfschmerz 17, 73f, 110ff
deep brain stimulation 164
Depression 60, 65, 67, 69f, 74f, 147, 150, 160
Diclofenac 94, 123
Dihydroergotamin 49, 62, 82, 110
Dissektion s. Halsschlagader
Domperidon 45f, 168, 170
Dopamin 48, 59, 62, 69
Doppelbildersehen 31, 102, 144
Doppelblindstudie 74
Dopplersonographie 22f, 31, 97
Doxepin 75

EEG s. Elektroencephalographie
Einrenken 152
Eisbeutel 45, 148
Eiscremekopfschmerz 88
Eispickelkopfschmerz 87f
Eisprung 36
EKG 23, 51
Elektrostimulation 163f
– Gehirn 137
– Trigeminusnerv 139
Elektroencephalographie 22
Eletriptan 52
Encephalitis 104
Entspannungstraining 69f, 128, 149, 152, 157ff, 164, 168
Entzugskopfschmerz 44, 61, 106, 111, 113, 115
Ephapse 132
Epilepsie 19, 22, 57, 62, 98, 105, 113, 133
Erblindung 31, 99
Erbrechen 27ff, 85, 92, 102f, 105, 124, 168

– Behandlung bei Migräne 45f
Ergotamin 43f, 47ff, 80, 82ff, 89, 110, 168
– Höchstmengen 49, 76
– Mißbrauch 111ff
– Schwangerschaft 170

Facharzt 19, 25, 147
Familiäre hemiplegische Migräne 31, 38, 40
Fango 125, 165
Fasten 38
Feierabendmigräne 35
Fieber 24, 98, 104, 116
Flimmersehen 29
Flugzeug 116
Flunarizin 57, 59f, 168, 170
Fußballermigräne 38, 93
Fortifikationen 29
Frischzellenkur 152

GABA (Gamma-Aminobuttersäure) 62
Ganglion geniculi 143
Ganglion trigeminale s. Trigeminusganglion
Gefäßdarstellung s. Angiographie
Gefäßerkrankungen 49, 51, 95ff
Gefäßmißbildung 23, 96, 132, 134
Gefühlsstörungen
– Gesicht 137ff
– Körper 29, 31
– Zunge 143
Gehirn
– Botenstoffe 36, 40, 43, 49, 58f, 62, 68f, 74, 80, 86, 93, 147
– Schmerzfasern 10
Genußübungen 160
Gerhirnblutung 32, 90, 95f, 169
Gerhirndurchblutungsstörung 30ff, 90, 95, 123
– bei Migräne 30ff, 40
Gehirnentzündung s. Encephalitis
Gehirnerschütterung 92ff
Gehirntumor s. Hirntumor
Geschlechtsverkehr 90f
Gesichtsrose 139ff
Gesichtsschmerzen 25, 118, 131ff

– atypischer Gesichtsschmerz 146ff
– nach Gesichtsrose 139ff
– nach Unfall oder Operation 138f
Gewichtheberkopfschmerz 89
Girlandenzunge 70
Glaukomanfall 125
Gleichgewichtsstörungen 29, 97, 132
Glossopharyngeusneuralgie *142, 144*
Gewichtsverlust 98
Gürtelrose 139

Hals-Nasen-Ohren-Arzt 19, 25, 147
Halsmuskeln 66, 68, 119, 166
Halsschlagader *97*, 99, 145
– Einriß (Dissektion) 97
– Operation 97
Halswirbelsäule 27, 68, 94, 111, *118ff*
– Fehlhaltung 121
– Röntgenaufnahme 119, 121, 124f
– Schleudertrauma 124f
Hämodialyse 117
Hangover 106
Heilschlaf 152
Hemianopsie 29
Hemikranie 26
Herpes-zoster-Virus 139ff
Herzschwäche 58, 117
Hirnabszeß 104
Hirndrucksteigerung 88, *102*
– gutartige 102
Hirnhautentzündung s. Meningitis
Hirnnerveninfarkt 144
Hirnödem 105, 116
Hirntumor 20f, 102, *105*, 132, 167
Hirnvenenverschluß (Thrombose) 98
Höhenkopfschmerz 116
Homöopathie 57
Hormone 24, *36*, 43
Hot-dog-Kopfschmerz 108
Hustenkopfschmerz 88
Hydrotherapie 152, 165
Hypertonie s. Bluthochdruck
Hypothalamus 80

Ibuprofen 47, 61, 63, 73, 94, 113f, 123, 168
Imipramin 74f
Indometacin 86ff, 91, 121, 148
Infektionskrankheit 116
Infrarot 165
Inhalationsaerosol 48, 82
Intermediusnerv 143
Isosorbiddinitrat 107

Kälteanwendung 45, 123, 148, 152, 165
Kältekopfschmerz 88
Käse 37, 108,
Kalziumantagonisten 59f, 83, 170
Katerkopfschmerz 106
Kaumuskeln 68
– Entspannungsübungen 70f, 128
– Lähmung 136
– Schmerzen 98, 127f
Kauapparat 67, *127f*, 128, 147
Kernspintomographie *20f*, 88, 96ff, 105, 123ff, 132, 147
Kiefergelenk s. Kauapparat
Knochenerkrankungen 118
Koffein 44, 54, 67, 103
– Entzugskopfschmerz 115
– Kombinationspräparate 53, 110f
Kognitive Therapie 54, 70, 160
Kohlenmonoxid 109
Kokain 109
Kombinationskopfschmerz 32, 61, 66, *76*
Kombinationspräparate 52f, 73, 110
Kopfmuskeln 66, 155
Kopfschmerzen 26ff
– Auslöser 12, 54
– Begleiterscheinungen 11
– Checkliste 15ff
– Diagnose 10ff
– psychogenes 149f
– durch Substanzen 106ff
– Warnzeichen 18
Kopfschmerztagebuch (Kopf-schmerzkalender) *13f*, 35, 54, 61, 70, 75, 151
Kopfschmerz vom Spannungstyp 64ff
– Entstehung 68f

Kopfschmerz vom Spannungstyp
- Erscheinungsformen 64ff
- Therapie 70ff
Kopfschwartenmassage 166
Kopfverletzung 92ff
Krampfanfall s. Epilepsie
Krankengymnastik 94, 123, 125, 143, 152, *164f*
Kreislaufstörungen 116
Kryogel 165
Kurzzeitprophylaxe 61

Lähmungen 29, 31, 95, 97, 105
Lebensführung 54, 67, 151
Lebererkrankung 47, 62, 111, 114, 117
Lebensqualität 10, 149
Leistungsfähigkeit 26, 150
Leistungssport 58, 89
Lesen 125
Lichtscheu 27, 30, 64, 104, 120
Lidocain-Lösung 82
Liquor cerebrospinalis s. Nervenwasser
Liquorpunktion s. Lumbalpunktion
Lisurid 62
Lithium 51, *84f*
Lösungsmittel 109, 114
Lumbalpunktion 24, 102f
Lupenblick 161
Lymphdrainage 166

Magnesium 40, 57, *60f*
Manualtherapie 152, 164, *166*
Manuelle Therapie 166
MAO-Hemmer 51, 108
Maprotilin 75
Marihuana 109
Massage 70, 73, 123, 164, *166*
Meningitis 104
Menstruation s. Periodenblutung
Methysergid 62, *84*
Metoclopramid *45f*, 170
Metoprolol 58ff
Migräne 26ff
- Auslöser 35ff
- Begleiterscheinungen 27ff
- Entstehung 38ff
- Erscheinungsformen 26ff
- bei Kindern 36f

- menstruelle 36, 44, 63
- retinale 31
- Schlaganfallrisiko 32f
- Sehstörungen 29
- Sonderformen 31ff
- Therapie 44f
Migränegenerator 40
Migränöser Infarkt 32f
Mittelohrentzündung 126
MRT s. Kernspintomographie
Müdigkeit 26, 29, 50, 53, 59f, 62, 65, 74f, 109, 115
Multiple Sklerose 132, 134, 144
Muskelrelaxation, progressive 70, *157ff*
Myogelosen 166

Nackenmuskulatur s. Halsmuskeln
Nackensteifigkeit 96, 104, 116
Nacken-Zungen-Syndrom 143
Nahrungsmittel 37, 167
Naproxen 47, 61, 63, 73, 113, 168, 170
Naratriptan 52
Nasenlaufen 77
Nasennebenhöhlen 19, 25, 104, *126f*
Nasociliaris-Neuralgie 78
Natriumglutamat- Kopfschmerz 108
Nervenarzt 19
Nervenstimulation, transkutane 123, 125, *163f*, 168
Nervenwasser 101ff
- Blutung ins 96
- Gewinnung von 24
Nervenwasserunterdruck 91, *103f*
Nervenwurzelblockade 121
Netzhautmigräne 31
Neuralgie
- Begriff 129
- Ganglion geniculi 143
- Ganglion sphenopalatinum 78
- postherpetische *140f*, 143
Neurogene Entzündung 41, 46, 48, 50, 62
Neurokinin A 41
Neurologe 19f, 61f, 147
Neurologische Störungen 29, 95ff, 104f

Neurose 150
Neurotransmitter s. Gehirn, Boten-
    stoffe
Nichtsteroidale Entzündungshem-
    mer 47
Nierenfunktionsstörung 47, 49, 61,
    84, 94, 114, *117*
Nifedipin 83
Nikotin 33, 51, 54, 67, 80, *106*, 115
Nimodipin 83
Nitrit- und Nitratkopfschmerz 107f
Nitroglycerin 80, 107
Noradrenalin 58f, 62, 69, 74
NSAID (*Non Steroidal Anti Inflam-
    matory Drugs*) s. Nichtsteroidale
    Entzündungshemmer 47, 61, 63

Occipitalisneuralgie 145
Ohrgeräusche 31, 97,102
Opthalmoplegische Migräne 31
Opiate, Opioide 114, 137, 140
Opticusneuritis (Sehnerventzün-
    dung) 144
Orgasmuskopfschmerz 90
Östrogen 36, 43
Ozontherapie 152

Paget-Erkrankung 118
Paracetamol 46f, 73, 89, 94, 103,
    113f, 116, 168, 170
Parkinson-Syndrom 60
Periodenblutung 36, 63
Periostmassage 166
Peristaltik 45
Persönlichkeitsmerkmale 150
Pfefferminzöl 73, 75, 153, 168
Phäochromozytom 100
Phenylethylamin 37, 108
Phenytoin 133
„Pille" s. Antibabypille
Pizotifen 62
Placeboeffekt 57, *151f*
Plasmozytom 118
Polyzythämia vera 117
Postherpetische Neuralgie
    s. Neuralgie, postherpetische
Prednisolon, Prednison 83
Progressive Muskelrelaxation
    s. Muskelrelaxation, progressive

Propranolol 58f
Positronenemissionstomogramm
    (PET) 40
Prostaglandin 46, 86
Pseudotumor cerebri 24, *102f*, 169
Psyche 149f
Psychose 150
Psychosomatik 156
Psychotherapie 25, 70, 141, 148
Pupillenveränderung 77, 97, 125f,
    144

Rauchen s. Nikotin
Regelblutung s. Periodenblutung
Reizabschirmung 45, 168
Retropharyngeale Tendinitis 124
Rheuma 110, 121, 123, 127
Riesenzellarteriitis 98
Rizatriptan 52
Rollenspiel 160
Röntgenaufnahmen 119, 121, 124f
Rotwein 37f, 43, *106*, 108
Ruhebedürfnis 27

Sauerstoff 80f
Sauerstoffmangel 116
Schädelverletzung s. Kopfverlet-
    zung
Schilddrüsenfunktion 24, 84
Schielen 126
Schlaf 37f, 43, 45, 53, 54f, 62, 69,
    74
Schlaf-Apnoe-Syndrom 116
Schlafstörung 57, 59, 65, 67, 74f,
    150, 167
Schläfenmassage 45, *153*
Schläfenschlagaderentzündung s.
    Arteriitis temporalis
Schlaf-Wach-Rhythmus 54, 62
Schlaganfall 95, 97
– und Gesichtsschmerz 141
– und Migräne 23, *29ff*, 38
Schleudertrauma s. Halswirbel-
    säule
Schmerzambulanz 20
Schmerzbewältigungstraining 140f,
    148, 152, *161*
Schmerzbeschreibung 11
Schmerzfasern 10, 129, 135f, 140

Schmerzmittel
- einfache *46f*, 53, 73ff, 85
- mit entzündungshemmender
  Wirkung *47*, 61, 63
Schmerzmittelentzug 20, 32, 74f,
  113
Schmerzmittelkopfschmerz 52f,
  110ff
Schmerzschwelle 68, 111, 147f
Schmerzwahrnehmung 43
Schokolade 37, 108
Schwangerschaft 33, 36, 57, 86,
  98, 100, 102, *169f*
Schwimmbrillenkopfschmerz 87
Schwindel 31, 35, 92, 106, 108f, 124
- durch Medikamente 51, 58f, 74,
  86, 111, 133
Sehfehler *125f*
Sehnervenentzündung 144
Sehstörung 29, 95, 97, 98, 102,
  125, 144
Selbstanweisungen 161f
Selbstmedikation 18, 114, 117, 167,
  169
Selbstsicherheitstraining 70, 160
Sensibilitätsstörung s. Gefühls-
  störung
Serotonin 36f, *42ff*, 58f, 69, 74
- Agonisten 23, 43, 45, *47ff*, 79f,
  85, 112
- Antagonisten (Gegenspieler) 62,
  84
Sex 90f
Sick-Building-Syndrom 114
Sinus cavernosus 78, 80
Sitzen, richtiger 121f
Skotom 29
Sluder-Neuralgie 78
Spätgestose 100, 169
Spannungskopfschmerz s. Kopf-
  schmerz vom Spannungstyp
Sport 54f, 59, 67, 71, 87, 121
Sprachstörung 29, 95, 105
Spreading depression 40
SSRI (*Selective Serotonin Reuptake
  Inhibitors*) 51
Status migraenosus 32
Stellatumblockade 141, 148
Stickoxid 43

Stickoxidsynthase 43
Stillzeit 47, 49, 51, 57, 86, *170*
Stoffwechselstörung 116f
Streß *35*, 38, 54f, *67ff*, 90, 128, 146,
  155, 157
Streßbewältigungstraining 54, 70,
  128, 152, 155, *160*, 168
Subarachnoidalblutung 24, 90, *96*
Subarachnoidalraum 101
Substanz P 41, 62, 140
Sumatriptan 40, 43, *49ff*, 76, 79,
  81, 83, 112, 168, 170
SUNCT 86

TENS s. Nervenstimulation, trans-
  kutane
Thalamus 141
Theophyllin 103
Thermokoagulation 135f
Thrombozyten s. Blutplättchen
Tic douloureux 131
Ticlopidin 33
Tiermodell 41
Tolosa-Hunt-Syndrom 144
Traktionsmassage 166
Transmitter s. Gerhirn, Botenstoffe
Trigeminovaskuläres System 41, 43
Trigeminusganglion *135ff*
- Glyzerinbehandlung 136
- Mikrokompression 136
- Thermokoagulation 135f
Trigeminusnerv 129ff
- Stimulation 137, 139, 164
Trigeminusneuralgie 129ff
- Auslöser 131
Trigeminusneuralgie
- Behandlung 133ff
- Schmerzcharakter 130f
- Ursachen 132
Triggerzone 130, 146
Tyramin 37, 108

Übelkeit 27, 30, 33, 35, 41, 45ff,
  48ff, 53, 64, 85, 92, 103, 105,
  109, 124, 170
- Behandlung bei Migräne 45f
- mit Medikamenten 48f, 60, 111,
  133
Übertragener Schmerz 118f

Unterzucker 117
Vagusnerv 144
Valproinsäure 57, *62*, 85
Vasokonstriktions-Biofeedback 45,
    152, *155f*
VEP (Visuell evoziertes Potential)
    39
Verapamil *83*, 85
Vergiftung
– akute 109
– chronische 114
Verhaltenstherapie 20, 25, 54, 70,
    75, 149, 156f, *160ff*
Vorboten 26

Warnzeichen s. Kopfschmerzen
Wärmeanwendung 45, 94, 123, 125,
    148, 152, *165*
Wechseljahre 33, 36
Weisheitszähne 127
Wetter 37, 85, 146
Wochenendmigräne 35

Zahnarzt 19, 25, *127f*, 147
Zähne 19, *126f*
Zähneknirschen s. Bruxismus
Zitrusfrüchte 37
Zolmitriptan 43, *52*, 76, 170
Zostervirus s. Herpes-zoster-Virus
Zwischenhirn s. Hypothalamus